文成天縱

中醫古籍稀見稿抄本輯刊

ZHONGYI GUJI XIJIAN GAO-CHAOBEN JIKAN

李鴻濤 主編

④

廣西師範大學出版社
GUANGXI NORMAL UNIVERSITY PRESS
·桂林·

第四册目録

神農本草經指歸四卷附録一卷

（卷二至四、附録）

〔清〕戈頌平撰

清抄本

王一經

少雲

神農本草經指歸義

吾亦愛吾齋隨筆

神農本草經指歸目錄

卷二

上品

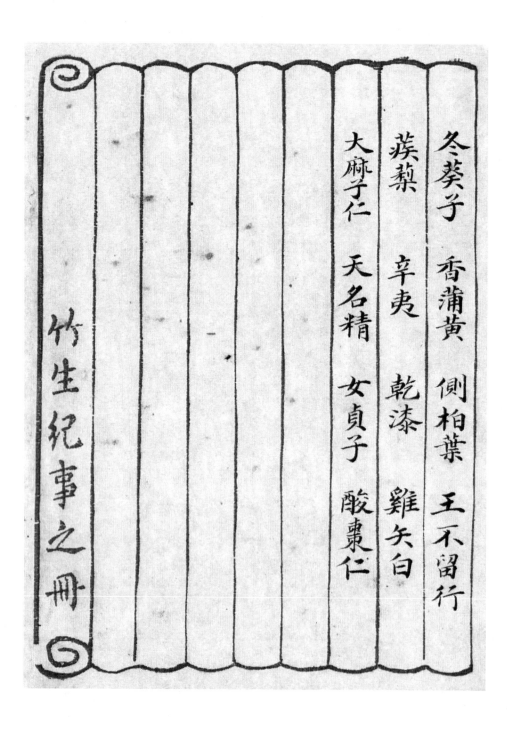

冬葵子　香蒲黄　側柏葉　王不留行

蒺藜　辛夷　乾漆　雞矢白

大麻子仁　天名精　女貞子　酸棗仁

竹生紀事之册

丹砂氣味甘微寒無毒主治身體五藏百病養精神
安魂魄益氣明目殺精魅邪惡鬼久服通神明不老
釋名朱砂時珍曰丹乃石名其字從井中一點象
丹在井中之形義出許慎說文後以丹為朱色之
呼名為朱砂甘土味寒冬氣無毒謂無五味五性
之偏也冬屈伸也闔次第也五藏土藏也丹砂稟
南方之純陽正色性味無偏外主陽氣內藏屈己
土藏之中主土水二藏之陰次第外開子辰合土
水之陰引伸半表陰陽之氣調和闔辟表裏人身

百病不生曰丹砂氣味甘涼寧無毒主治身體五藏百病陽氣內藏土藏之中陰陽生矣子陰中之陰陽陽氣呈於裏而精生神養曰養精神魂乙木中之陽氣也魄氣主中之陰氣也陽氣內藏土藏之中乙木氣主二藏之陰陽太陽大氣內生而魂魄自安曰安魂魄陽氣內藏土藏之中陰陽生而陰精益陽氣陽陰卯開子辰陽陽陰生而目光益曰益氣乃目精魅邪惡鬼皆土藏中之陰失陽氣內化也精藏坤、絡通奚太陽天冊日

應五臟其常主精神隨乃太陽大氣化之神明
表裏精魄忘怪自化面色光明不覺老形曰殺精
魅邪忘鬼久服通神明不老
滑石氣味甘寒無毒主治身熱洩澼女子乳難癃閉
利小便蕩胃中積聚寒熱益精氣久服輕身耐饑長年
釋名畫石時珍曰滑石性滑利竅其質滑膩故以
名之表畫家用刷紙代粉最白膩而腎臂乃脂膏
也故名滑石甘土味寒冬氣身屈伸也熱陽氣也
洩漏也澼大腸所聞之水也主應陽氣屈伸土中

陽氣內藏土氣濕滯所出矣令氣候無偏方之熱
自己腸外間之水自不下漏曰滑石氣味甘寒無
毒主治身熱洩澼女子乳內之七囊下竅通於乳形
囊中乳澤乳形竅塞不通而爲患以滑石甘寒固
藏陽氣於土藏之中消利土氣開乳中閉塞之囊
通乳形竅孔曰女子乳難癃閉病也羅化疲陽氣
浮外土藏中陽氣不足於內人之神疲乎裏水道
不利精神倦疲以滑石甘寒固陽氣藏土藏之中
降隨陽氣消利半裏水生氣紀晝夜通調精神自

健曰癃閉利尿及胃中積聚墜之水穀之滓而下趨
小腸中变化大腸傳導下出水穀之滓積聚胃中
但陽氣內虛外而為冷而為寒反熱於表以滑
石有守氣味滑利胃中之形之滓下降外固陽氣
內虛降土虛中降土之降得天之太陽大氣混運
陽土之陽外得地之降液上升天之降氣下降胃
土氣和外之寒熱自已曰蕩胃中積聚寒熱陽氣
內虛降精得益曰益精氣陽氣內虛土虛之中不
失平常守身輕健陽氣內虛降土之液得陽生陰

滑石　四十四

氣外開陽土之液得降生面色而見餓形亡壽綿
長曰久服輕身耐饑長年
紫石英氣味甘溫無毒主治心腹欬逆邪氣補不足女
子風寒在子宮絕孕十年無子久服溫中輕身延年
時珍曰徐鍇云英亦作瑛玉光也今五種石英皆
石之似玉而有光瑩者甘土味溫春氣心火藏也
腹者復也欬逆者水之降只藏也火藏之陽氣不
升復戊土藏中所者水之降而不升復戊土藏中
水氣逆土阻礙呼吸作升降之權與肅則欬嗽並藏之

陽氣備土紫石英氣味甘溫和備土火氣之陽
氣下降而藏戌土氣中陽氣下降交水火氣之陰
不降呼吸氣利欬逆自以曰紫石英氣味甘溫無
毒主治心腹欬逆邪氣陽氣內藏戌土氣中陰陽
陽生曰補不足風木氣也交水氣也十天數五地
數五也手足逆也土水氣中陽足子宮陰溫土水氣
中陽氣不足子宮不温而不孕氣有平人陽氣運
轉表裏內藏戌土氣中生土水二氣陽氣陰液此
天五生土之數由戌土運轉至表裏上未土此地

紫石英

四十五

十張土之散陰陽之氣液而進表裏日之主水氣化不

息女子而有子陽氣內藏戌土藏中而並子宮之

陰少混而絕量孕無子黑以大間色也黑石英氣味

甘混無備固火藏之陽氣內藏混土水二藏之陰

土水二藏陰混根核氣煖而見子而育曰女子爪

室左子宮絕孕十年無子陽氣內藏戌土藏中而

大守常土水二藏陽混陰精土氣守身輕健守壽

綿長日久服混中輕身延年

白石英氣味甘味微溫無毒主治消渴陰痿不足欬

逆胃膈痛久寒益氣除風濕痹久服輕身長年

甘土味也淡溫春氣也陽氣浮外而內應戊土應

中土水之陰失陽氣溫生下之陰中陽氣不足也

下之陰液上過於口干口消渴思飲下之陰中陽

氣不足陰失陽氣而陰氣痿白堅色象秋氣也以

白石英之堅氣外固陽氣內應味甘淡溫和陽氣

內固戊土應中陰過陽生而陰足自天陰液上過

於口而消渴已陰得陽氣陰中陽足而陰不痿曰

白石英氣味甘淡溫無毒主治消渴陰痿不足陽

白石英

四真

陰陽而通

氣內屬戊土屬中央水之陰每屬而未屬庚（夾）水之陰逆於氣道阻礙呼吸升降而欬曰欬逆胃腸肺之部異又而氣浮外於內屬戊土屬中肺部之陰失運而內屬至陽土之而氣運生胃腸間之氣於空曰胃腸間久空風而氣也濕陰氣也痺閉塞不通也而內屬下之陰陽而生而陰變益而陽陰通而閉除土之而陽陰生而而變益而陽陰通而痺閉除曰益氣除風濕痺而屬戊土屬中於天下常陰陽氣表而助而修養裏陰御事身輕健長年曰

久服輕身長年吾齋隨筆

赤石脂氣味甘平無毒主治黃疸洩痢腸澼膿血陰
蝕下血赤白邪氣癰腫疽痔惡瘡頭瘍疥瘙久服補
體髓益氣肥健不饑輕身延年五石脂各隨五色補
五藏瘙音喿創也又音騷義同凡疥瘡皆瘙
赤南方火色也青々澼氏曰脂氏物性黏々固土
氣最美味甘土居氣平稟秋氣主黏固陽氣藏於土
中氣五味五性之備也曰赤石脂氣味甘平中氣壽
黃土色也旦字々又象一陽々氣淺日々子辰左

赤石脂　四十七

肩陰氣左肩氣表土之降未附經子辰之左土乃
土火水緊土之黃色外現以赤石脂甘平氣味黏
固陰氣症土症中生降土之降和陰氣經子辰左
乃土陷水緊黃色即降曰主治黃疸土中陰虛降
液不黏固於裏而下利以赤石脂甘平氣味黏固
土氣土固土中降液不固下利自止曰洩痢滑腸
外間之水也膿血並土症大浸腸外間之內滯
厚而如膿降土經中之血大至陰氣下膿血下以
循肛口外之穀經脩劑鹽赤石脂甘平氣味黏固肩

氣在土中赤腸與毒癰隔腸而氣塞之不爲膿除土

絡中之血隔乎而氣承下利曰腸澼膿血蝕敗瘡

也土中而氣承固收降及血内滯下部除濕之氣

失乎而化而成敗瘡時見血從瘡口溢出或赤白

帶下曰除蝕下血赤白疽痔之漏也而氣偏外肌

肉中除瘀壅滯而爲癰腫收氣内陷肛旁之支絡

中而爲癮瘾瘡成漏隔而氣黏固土中肌肉居土

之中之收以癰腫疽痔可除曰邪氣癰腫疽痔惡

瘡頭除蝕之敗瘡也邪傷即邪部之外患也疥瘙

赤石脂　四十八

謂之瘡疕皮膚之濁謂瘡上形如芥子波布接疊
也故以赤石脂甘平之氣黏固土中之陽藏於裏
土中水與皮膚之濁謂瘡自已曰惡瘡頭瘍疥瘙
陽氣藏於土中不足則常陰以陽主而髓以補陽以
陰主而氣以益內中之水以陽氣遂以而肌體豐
面色不見餓形則身輕健則壽綿長曰久服補髓
益氣肥健不饑輕身延年五色石脂各隨五色益
五臟之不足曰五石脂各隨五色補五臟
禹餘糧氣味甘寒無毒主治欬逆寒熱煩滿下利赤

白血閉癥瘕大熱鍊餌服之不饑輕身延年

釋名白餘糧承曰會稽山中出者臣多彼人云昔大禹治水會稽于此餘糧棄下為此爾吳普藥器曰太一者道之宗源太者大也一者道也大道之師可理化神君禹之師也師嘗服之故有太一之名時司其之遊魂石中黃子鬼物禽獸守之不可妄取會稽有地名蓼出餘糧工人握之以物請買訪請有數依數必取此猶有神豈能太一乎時珍曰石中有細粉如麪故曰餘糧生池澤者為禹餘

禹餘糧 四十九

糧生山谷乎為太一餘糧乍投隆分兩種名治體
所同甘土味寒冬氣無毒謂其五味五性之偏也
欬逆水之降欠在下陽不內在逆水之降而不內
在阻礙之氣道呼吸升降不利所欬逆以餘糧甘寒
氣味固陽氣內在陽在水之降而在氣道其阻升
降呼吸氣利所欬此曰禹餘糧氣味甘寒無毒主
治欬逆陽氣外浮脈表之降失陽衛之所虛寒陽
氣不內固成土在中所安然陽氣外浮失降固之
所煩降土之降失偏遂生鬱痞壅熱煩滿足胃

土降思梆太陽盈餘糧甘寒氣味治之胃土
陽陷降益脾土之陰陷陽藏外之空熱由之煩滿
自降曰寒熱煩滿人腹中有水五色不藏地中之
水有五色陽氣不來復腹中成土藏中陽氣紅白
之水失太陽大氣氣之運以表裏内陷土中循肛
口旁之竅絡曰下利紅白凍垢曰下利赤白血閉
干正之陽氣而化生陽氣日之運以表裏右上下
不偏如是中陽氣每得少藏降土少混三陰經絡
中之血不利下經絡閉而不以如血滯每結塊

为癥血不滯多陰土之陰液偏陰氣结内症塊与
为瘕大熱其证太陽大氣日之運以表裏左右上
下運偏以禹餘糧甘寧氣味固陽氣内藏戊土藏
中生陰液土和干巨之陽以生血内散于藏使血
不閉下運土中之陰以降于瘕内運于外使液不
滯曰血閉癥瘕大熱取禹餘糧研細水飛取汁澄
之爲令育沙土以火多鍊帶之服之能使面部不
見餓形陰陽運轉之氣和於表裏于身輕健且壽
綿長曰鍊餌服之何餓經久絕事之冊

髲 髮髲氣味苦溫無毒主五癃關格不通利小便水
道療小兒驚大人痓仍自還神化
髮根也髲被也覆也人之髮於木之下為根核又
木得水而生青向絕云胃之柔在髮木生枝葉在
土得人之為髮覆於上也人之髮覆於土而得木
之為枝葉也苦火味夏氣温春氣木之枝葉稟春
氣而生於土得夏令火氣而長於土人之髮亦稟
春之木氣而生於土夏之火氣而長於土起髮髲
之氣味稟春夏生長正令之故所為偏曰髮髲氣

髮髲

五十一

天五生土謂天之太陽大氣來復戌土之中以生其土地十成之謂地之土氣得天之陽氣生之又從子辰左開運轉至年裏上木土之所以成萬物

味菩涅槃畜五土數也癃閉病足閉通化癈戌土
之位出天之太陽之氣來復生氣降數地十成於
戌土之陽數以養於人之精神疲倦關指子午
二辰開闔之關門以搖成也子辰中關門開陰合
陽氣來半表營於左陽陷陰助以生木之枝葉干
辰中關門闔陽合陰氣來半裏營於右陰陷陽助
以生木之根核如陽氣反浮少位子午二辰關門
開闔之氣不利小便指半裏之陽不來復半裏下
土中以水道不利作髮瘦經胃曲降陽氣來復道

髮髲

裏甘燥寒苦雞陰并氣服運表以和陽津
裏下戌土之陰得陽健運水氣源以人之精神彊
健開門開闔自如水道通調此說之因陰陽自運
神化之理曰主治五痙癃關格不通利小便水道
驚是為水之陰不上溫午火之陽小兒多驚以髮
髮苦味降于陽以和于陰表氣升于陰以和于陽
陽得陰溫即驚已此說之因陰陽自運神化之理
痓痙病也大人痙病太陽經道之筋其失其生理
和之氣于脈失理而痙其失陰土陰液以柔之而

五十二

痓以髮髲苦溫氣味單偏逆于陰陽自然之氣化
而為陰陽柔驚痓之病自愈此亦因陰陽自還
神化之理也曰療小兒驚大人痓仍自還神化
龍骨氣味甘平無毒主治心腹鬼疰精物老魅欬逆
洩利膿血女子漏下癥瘕堅結小兒熱氣驚癎
龍應地天陰陽二氣升降至春令地之陰氣隨陽
上升龍亦上升時則雲雨至秋令天之陽氣固陰
下降龍亦下降不時則雲雨龍應春生秋收升降
之氣也龍骨以舌舐之黏舌者佳之雄兼齒角也龍

之[illegible]天之收濇之氣藏

足升而弗降故骨合收濇之氣毋使過升也龍升

陽氣鼓上故耳竅不清死龍之耳无聲也入藥取

其骨主收斂陽氣內藏土水藏中其味甘氣平

其象日之太陽之氣通天之秋平之金氣下降使

陽氣收藏土水藏中以生而降而弗偏也曰龍骨

氣味甘平無毒心火藏下腹復也鬼疰降氣為病

也火藏中陽氣外浮不來復土水藏中土水之陰

氣偏而為鬼怪精物老魅之病以龍骨收濇之氣

龍骨　五十三

固浮外之陽內旋土水旋中降陰陽化鬼怯自除
曰主治心腹鬼疰精物老魅太陽之氣內旋土水
旋中逆上奔水之降而旋不阻礙氣道呼吸升降
至欬即止曰欬逆陽不內旋土水旋中降中之水
降下洩而利膿血以能肯收濇之氣固陽氣納土
水旋中土水旋中之降陰陽內運土氣洩利膿血
自止曰洩利膿血歸於經血漏下陰能肯收濇之
氣陽內固經中之血陰陽運以自不下漏曰女子
漏下血聚而癥降帶而瘕陽縛而固是結聚降陽

陽內[illegible]結熱氣指陽氣也

小兒之陽氣易於浮上失其水之陰上逆則驚乎

驚則止則作以龍骨收濇之氣斂固陽氣內藏土

水藏中陽隔陰陰隔陰陽隔驚癇自已曰小兒熱

氣驚癇

阿膠氣味甘平無毒主治心腹內崩勞極洒洒如瘧

狀腰腹痛四肢酸疼女子下血安胎久服輕身益氣

酈道元水經注云東阿县井大如輪深六七丈以

貢天府者即是也其井乃濟水注之取井水煮膠

阿膠

五十四

用攪濁水以清濁人服之下膈疏痰止吐盡濁水清而重其性趨下故治淤濁及逆上之痰也時珍曰阿井在今山東兗州府陽穀縣東北六十里即古之東阿縣也其官禁之其膠以黑驢皮漂淨以阿井水煎煉然膠乃佳甘土味平秋氣太陽之氣得天之金氣固之內藏戊土藏中五味五性俱備曰阿膠氣味甘平無毒心火藏也腹瀉也崩漏也火藏之陽氣矣上承水後戊土藏中積血而內固而下墮以阿膠甘性氣味和緩補其上逆之膈三氣[illegible]

復歲至表裏吾陽陰經血亦固而崩已
主治心腹内崩勞失矣上又極至也夏至陽氣極
於上陽失降助子陰乘夏令之昇身中時々如冷
水洒々字如瘧狀以阿膠甘平氣味助陰氣和陽
以乘夏令如冷水洒身如瘧自已曰勞極洒々如
瘧狀腰半表身之中也腹半裏身之中也陽氣失
上半表陽逆失陰液柔通而腰痛半裏陰逆失陽
氣溫通而腹痛以阿膠甘平氣味和失上之陽氣
來復腹中陰得陽通而腹痛已陰得陽生陰液得

陽氣蒸運半表陽得陰通而腰痛已脾土之陰得
陽健運四肢酸疼亦已曰腰腹痛四肢酸疼胎居
腹中得陽氣温養陰血濡潤而胎自安如子懷妊
下血而胎不固以阿膠甘平氣味和美土之陽之
氣來後腹中陰血得乎陽固胎得乎温生養乎胎
自安曰如子下血安胎陽氣來後戊土藏中不失
乎常陰得陽益陽得陰益而身輕氣壯曰久服輕
身益氣

白膠氣味甘平無毒主治傷中勞絶腰痛羸瘦補中

益氣婦人血閉無子止痛安胎久服輕身延年
本經白膠一名鹿角膠別名鹿角霜甘土味平秋
氣傷損也中土也土氣火不生陽氣失之土收
之陰失陽氣溫生而中土氣損土中之陰失其陽
生氣絕而不續以白膠甘平氣味固炎上之陽氣
內藏土收藏中溫生氣降中土陰陽生不損土
中之陰陰陽溫生自續曰白膠氣味甘平無毒主
治傷中勞絕陽氣炎上半表腰部失陰陽氣液溫
通而腰痛半裏戌土之陰失陽生而陰損半表辰

白膠　五十六

土之陽失陰生而肌肉瘦損以白膠甘平氣味固

炎上之陽氣藏戊土藏中以生下陰半裏陰隨陽

生半表陽隨陰生腰痛已內自生曰腰痛羸瘦戊

土陰隨陽生而氣益衰土陽隨陰生而氣益曰補

中益氣陽氣炎土不隨左下子之水陰土滴午火

中區之陽而生血以白膠甘平氣味固炎土之陽

內藏戊土藏中生亥子水藏之陰陽隨陰滴而血

生曰婦人血閉無子陽氣內藏陰隨陽與胎隨陽

養曰止痛安胎陽氣傳內宮藏戌經土藏中[illegible]肝常曰

身輕健面青錦長白髮不墜聰耳延年

本經白膠列在上品鹿茸列在中品蓋鹿茸從補

血峻不如白膠之甘平為貴也讀者順之

牛黃氣味苦平有小毒主治驚癇寒熱熱盛狂痓除

邪逐鬼

釋名丑寶 時珍曰牛屬丑故隱其名苦大味主降

平秋之氣主收按有小毒三字恐無毒訛字冬之氣與

夏氣平火之陰失爽以之降陽之陽附之驚癇以

牛黃之苦味降逆上之陽以秋之平氣收下陽緩

牛黃

五十七

後下降內症戌土症中無偏不驚自止所來冬令
之寒內來夏令之熱而四時氣候不紊曰牛黃氣
味苦平無毒主治驚癇寒熱此陽氣不內固戌土
症中所來冬令之熱甚則狂太陽經並之筋失
降液氣和而筋攣角弓反張衄見以牛黃苦平氣
味降之固之陽內症所不熱甚降液則陽生經並
之筋得柔則痙自已曰熱甚狂癲陽內症神明於
裏所之氣候偏除內之陰氣得陽化之而鬼逐曰
除邪逐鬼

竹生紀事之冊

麝香氣味辛溫無毒主辟惡氣殺鬼精物去三蟲蠱毒溫瘧驚癇久服除邪不夢寤魘寐

釋名射父時珍曰麝之香氣遠射故謂之麝或云麝父之香來射故名麝之夏食柏葉及蛇蟲下之香左腦爲說香之冠氣至味溫春氣陽氣得秋金之氣固之內藏戌土藏中生水土二藏之陰陽氣皆子辰左開陽得陰和至春令陽氣上升生物無偏曰麝香氣味辛溫無毒太陽之氣命得秋令之金氣固之內藏戌土藏中半表土水二藏之陰得陽

麝香　五十八

生之少陰和陽氣所用子辰半表木火二陰之陽
陽陰生之于陽氣和所不正之惡氣自避陰精怪
物自除曰主治邪惡氣殺鬼精物人語之保藏內
之三陰之氣陽所之三陽之氣內周半裏泥生土
水二陰之陰而運以陰氣不偏於裏陽氣所用半
表陽內之三陰之氣和之泥生于陽而運以陽氣
不偏於表保藏之體安和蓋不生曰玄三藏蓋
毒虛丹陵虎也于陽偏表而為虛陽氣莫上失天
水之陰陽之所藏偏以濟絲纏秋肆之氣搏陽內

圓而出圓暴陰出而從陽并而偶陰氣清和而
不爲虛曰迫痛驚癇寐覺而夢言曰寤寐之妄言
迷也不明之意而陰失時常而陰失而明寐之不
明夢言而驚陰而之氣左升右降失偏而陰明陰
明寐覺夢言不迷曰久服除邪不夢寤魘寐
石蜜氣味甘平無毒主治心腹邪氣諸痙痓（癇）安五藏
諸不足益氣補中止痛解毒除眾病和百藥久服強
志輕身不饑不老延年神仙
生巖石一名石蜜時珍曰按本經云石蜜生諸山

石蜜　五十九

石中色白如膏無良以並蜜取山石無面稜者甘
土味平秋氣無毒謂無五味五性之偏也心火藏
也脾復也邪偏也火藏之陽氣不來復脾中火生
土也土藏之陰氣更偏以石蜜味甘以緩乎陽秋
平之至氣內固火藏之陽氣來復脾中以生乎土
無使土之陰偏曰石蜜氣味甘平無毒主治心腹
邪氣痊（陽氣）即瘥也火藏之陽氣來復脾中土之陰陽
陽生於子辰外開半表太陽經道之陽陽乎陰和
而經道之筋陽乎條國出外經書癥病肺經曰

諸驚癇痓安五藏諸不足〻土〻甘味不足主治
蜜〻甘土〻之氣安曰安五藏諸不足土乃甘味益
〻中〻氣還土又益中〻氣健中〻中補中〻痛止曰益氣
補中止痛凡毒乃土中陽氣健運之解曰解毒衆
多也土為萬物〻母土中氣足諸多〻病自除曰
除衆病百藥〻偏性乃中土氣和中〻偏性即解曰
和百藥陰陽氣液乃子午二辰開闔不失中〻常五
則健運〻氣不偏則志強中〻身輕健面色不見饑
形眠食如度不見衰象老年身健此即神仙境也

石蜜　六十

曰久服强志輕身不饑不老延年神仙
龜甲氣味甘平無毒主治漏下赤白破癥瘕痎瘧五
痔陰蝕濕痹四肢重弱小兒顖不合久服輕身不饑
陈修園曰龜甲諸家俱説大補真水為滋陰第一
神品而愚竊思之諸家不言滋陰二字之誤滋潤也
生也陰無陽不潤陰無陽不生蓋以龜甲為滋陰
神品是以水滋水也是以陰生陰也不思本經旨
之論孤陰不生獨陽不長乎可發一浩歎耳甘土
味平秋氣陽之氣運轉表裏伸縮斂聚之宰博圓

瑗土氣戊己氣合離陰土水金二氣之陰下陽氣通
轉表裏衰自無偏興曰龜甲氣味甘平無毒陽氣浮
外偏表戊土氣中陽氣不足于水之陰液漏下而
赤白以龜甲甘平氣味外固陽氣內藏戊土氣中
水之陰得陽氣運轉左行自不漏下而赤白曰主
治漏下赤白陽氣不內藏戊土氣中血之陰結而
爲癥水之陰偏陰結而爲瘕以龜甲甘平氣味外
固陽氣內藏戊土氣中血之陰結得陽氣健運而
結可解水之陰結不解曰破癥瘕陽氣內藏戊土

龜甲 卒一

痃中亥水之證乃痃內之證因而發外之而因證
和證而之氣自不俟蚤表裏曰痰癘五土數也痔
肛口外之隱瘡也土中而少亍水下墜肛旁之支
孫中而為痔瘡以龜甲甘平氣味固而氣內痃戌
土痃中證因而運亍水不墜於下而隱瘡解曰五
痔而因痃木氣條達水濕之證氣不下墜證旁而
為瘡曰證蝕而內痃戌土痃中水氣流行不為閉
寒不通之患曰濕痹手足痿痺土而氣內痃戌土
痃中土氣健運手僂不痿弱曰細皺堇蠲而博內痃

戊土藏求戊藏舍旗膈膻上氣升下之氣充滿於上小
兒顖門之氣發乃合曰不兒顖不合仍之氣內藏戊土
藏中不失下之常下之身輕健面色不見饑形曰久服
輕身不饑
愚按曰顖頂門也子在母胎語寂尚閉惟腦內之
息而之通之氣背獨未合既生已寂開口鼻內之氣尾
閭而之洩之氣因乃漸合降而升降之道也說文頭
會腦蓋也象形

牡蠣氣味鹹平微寒無毒主治傷寒寒熱溫瘧洒洒

龜甲 六十二

驚恚怒氣除拘緩鼠瘻女子帶下赤白久服彊骨節殺邪鬼延年

釋名牡蛤段成式云牡蠣言牡非謂雄也且如牡丹豈有牡丹乎此物無目更何顧眄時珍曰蛤蚌之屬皆有胎生卵生獨此化生純雄無雌故得牡名曰蠣南海人以其蠣房砌牆燒灰粉壁極其堅固食其肉謂之蠣黃鹹銜也平秋金之氣也寒冬水之氣也傷損也熱夏之氣也陽氣浮外而內應戊土應中冬令之寒氣換其生水純精寒生之體不壞

内助甲病與春畫夏長隨秋葉根核之陰人身陽
氣浮外而内在戊土在中土功之陰而生于陰而
陰内助于陽而夏春生夏長之氣生根核於裏于陽
浮外而寒也熱以牡蠣鹹平微寒無毒之氣味御
固陽氣内在戊土在中生土以之陰榮根核於裏
外之寒熱自除曰牡蠣氣味鹹平微寒無毒主治
傷寒寒熱溫陽氣也瘧凌虐也洒洒寒慄貌陽氣
外浮凌虐肌表故熱陽氣浮外肌表之陰失陽御
之文時而寒慄以牡蠣味鹹御陽氣於水中外以

牡蠣　六十三

秋平之金氣固陽內應戌土應中主土水二應之
降以和平陽之隔降和自不陵電肌表發越陽隔
降固內應戌土應中肌表之降隔陽徹之外之宇
慄自己曰渥應而不恚恨也炎上之陽失交水之
降土滴平陽左上見神志竅而恨怨以牡蠕鹹平
怵宇之氣味徹固陽氣內應戌土應中主炎水之
降土滴炎上之陽之隔降滴神志不竅恨怒不已
曰竅恚怨氣拘謂內中之筋拘急不舒也緩謂內
中之筋緩而無力使以生蠕鹹平藏探留之氣慄固宇

外五陽氣通爽其闔藏陰陽氣浥柔以不拘筋骨
陰中之陽氣內助其力生而不緩曰除拘緩鼠瘻
頸兩旁之核也少陽經道受之筋失亥子之水陰
和之少陽經道之筋失陰柔和而堅結生核以牡
蠣鹹平順守之氣味固陽內藏戌土藏中生亥子
之水陰生和少陽經道之陽得其頸核曰鼠瘻陽
氣浮外少藏土水之陰帶於右不從夏於左以牡
蠣鹹平順守之氣味固陽氣內藏戌土藏中土水
之陰循陽氣益運行子辰左氣生水陰帶於右即陰

牡蠣

六十四

夏於左帶下赤白自愈曰女子帶下赤白陽氣內
虛不足乎常水之陰氣陽氣殭之關節氣利曰久
服殭骨節殺克也邪偏也鬼陰氣也陽氣內虛不
足乎常偏下之陰氣陽克之至以乎惟自除乎
壽綿長曰殺邪鬼延年

桑螵蛸氣味鹹甘平無毒主治傷中疝瘕陰痿益精
生子女子血閉腰痛通五淋利小便水道

釋名蟷蜋阿珍曰蟷蜋兩臂如斧當轍不避故得
當郎之名乎子房俗螵蛸其狀輕飄如綃也蟷

蜋一名蟷蠰一名蝕肬隨肆之肉好者兼得桑皮

之津氣也鹹水氣甘土味平秋氣無毒謂無五味

五性之偏也陽氣得水之陰氣即降陽氣下降能

得秋至之平氣固之內藏戊土藏中以生土水二

陰之陰無偏曰桑螵蛸氣味鹹甘平無毒主治傷

中疝瘕腹痛也瘕水之陰氣內結也陽氣浮外在下

之水陰內藏戊土（上落陽氣）藏中水之陰氣不通而為疝痛

而為瘕結以螵蛸鹹甘平氣味固陽氣內藏戊土

藏中以運于陰陰得陽通而腹痛與瘕結解曰疝

桑螵蛸　六十五

庚陽氣內藏戊土藏中降陰陽氣而不處曰降庚
陽氣內藏戊土藏中降精陰陽生之而精益降精
陰陽益之故有子曰益精生子午火中正之陽陰
子水之降精生溢下水之降精陰午火中正之陽
化之降即出血日之午正氣血生化不息女子經
道之血不閉火之陽氣正午水之降氣溢之不時
女子經道之血日少少已血閉以螵蛸鹹甘平之
氣味固陽氣內藏中戊土藏中以生土水之降合
陽氣將子辰左開位生午經降精陽之而無化日

日生花而自營理無窮隨下筆而閉曰女子血閉
半表身中之陰得陽氣內藏戊土藏中得陰陽氣
液左開而失于附腰腎之陰液通于痛自己五土
散也土中水陰得內藏之陽氣運行于水而滯下
白濁五淋諸病而遠
爲淋小便半表也半裏之水陰得陽氣運轉水道
通調曰腰痛通五淋利小便水道
文蛤氣味鹹平無毒主治惡瘡蝕五痔
釋名花蛤時珍曰皆以形名也鹹稟冬令水味主
藏陽氣平稟秋金之氣主收斂偏外陽氣毋毒詩

文蛤

六十六

其性味之偏也陽氣偏於內中水氣內滯肌膚外
生惡瘡以文蛤鹹味內嚮陽氣於水中以秋金之
氣收緊偏外之陽氣內藏戊土藏中土之陰得陽
生之肉中之水得陽運之敗水除惡瘡除曰文蛤
氣味鹹平無毒主治惡瘡蝕敗瘡也五指土藏也
痔隱瘡也陽氣內藏土中陷下之水得陽氣運
之氣之宣水下陷於肌旁支發而敗水除痔瘡愈
曰蝕 五痔

礬石氣味酸寒無毒主治寒熱洩痢白沃陰蝕惡瘡

目痛堅骨齒鍊餌服之輕身不老增壽

釋名涅石一作羽涅郭璞注云礬石也楚人名涅石秦人名羽涅今從之以礬發稟木蒞根核之陰陽春升之味主斂下陽氣從左涅升無偏空稟冬令空水之陰外固陽氣內蒞戊土無偏無毒從無升降氣味之偏也沃灌也陽氣偏外而裏陰氣空陰液失陽氣生氣下洩為痢色白而灌以礬石之酸味先入木蒞根核外固內蒞屈出之木氣外固同類收將內運根核之陰以冬令空水之陰氣外

固陽氣内莊戍土莊中運生土水二莊之陰合木莊根核之陰性子辰左開陰得陽運洩痢色白之症自解曰礬石氣味酸寒無毒主治寒熱洩痢白沃陰蝕惡瘡敗瘡也陽氣偏外内中之陰失陽氣運生内運乎肉即敗為惡瘡以礬石之酸寒氣味内達木莊根核之陰外固陽氣内莊戍土莊中肉之陰得陽氣運生内運敗肉自退而新肉自生惡瘡自愈曰陰蝕惡瘡目得陽而開得陰而明目中陰液内滯失陽氣修運生痛繼莊氣陰失肭堅之

肾齒之除其病而骨齒隨用肾齒不堅以礬石堅
門之氣味酸寒達木氣之降氣左行以固陽氣而從戌
土藏水濕生土水二藏之陰合陽氣從子辰中左
開目中內滯之陰因陽氣濕運目痛已水藏因陽
堅固骨齒之陰因陽氣通利以堅目目痛堅骨齒
時珍曰今人但煅乾汁用謂之枯礬不煅者爲生
礬蔵入服食須循法度按九是神丹秘訣訣煉礬石
入服食法用新桑合槃一具於密室淨掃以火
燒地極熱以水洒於地上或以苦酒洒地上乃布

白礬地上以槃盛之四面以灰擁定一日夜之礬
石之精皆飛於槃上掃取收之之礬未飛者更如
前法數遍收乃止服食之法煉之如此服食為常
固之之內應不失之常爲精之陰爲陽健運不息之
力強健裏之陰爲陽生表之陽爲陰生長世之間斷
之壽增 曰煉餌服之輕身不老增壽
雲母氣味甘平無毒主治身皮死肌中風寒熱如在
車船上除邪氣安五藏益子精明目久服輕身延年
釋名雲華雲珠雲英雲液雲砂磷石別錄曲雲母

生泰山山谷齊廬山及琅琊北定山石間二月
采之雲華五色具雲珠色多赤雲英色多青雲液
色多白雲砂色青黃磷石色正白甘稟中央土味主
緩土氣平稟秋令金氣主收聚陽氣無毒無性味
之偏也身可屈伸也皮屬肺主肌肉屬土中化偏
讀風陽氣也寒指陰氣偏裏又熱指陽氣偏表也
如在車船上謂乎氣乃於身中如車船上或東或
西無定所也陽氣屈伸偏外肺主之陰失陽氣從
生肝土之陰不失陽氣從生乎身上皮肉養死肌

陰陽氣偏表陰氣偏裏陽氣偏外如左車船上
游以無定無歸以雲如甘味無偏內緩土氣以歛
令金氣收斂偏外之陽氣內應戊土應中土陰陽
生金陰土生發死之皮肉自活裏之陰陰陽浥之
乎宗表之陽陰陰清之乎無陽氣易談歸應自乎
如左車船游以無談去偏外之陽氣內應戊土應
中土應氣安乎水應中之陰陰陽生之命精益陽
氣生開陽陰陰助而目明陽氣內應乎失常常
脾輕健乎年且延傳其無氣繚甘辛苦毒無他治方

皮五臟赤黑堅其發陰陽其除邪氣安五臟益
子精明目久服輕身延年

蛇牀子氣味苦平無毒主治男子陰痿濕痒婦人陰
中腫痛除痹氣利關節癲癇惡瘡久服輕身好顏色
釋名蛇粟本經蛇米虺牀时珍曰蛇虺喜卧於下
食其子故名蛇牀蛇粟蛇米諸名苦棗又名火味
主下降陽氣平稟秋令金氣主收歛陽氣內藏戊
土藏中無毒謂無性味之偏也男子陰痿濕痒〻〻
由壅遏男子陰痿指此藏中陽氣不足陰並痿而

蛇牀子 七十

金氣陰部陰濕之氣金乃陽氣英抑而癢而搔之
乘遇之象也以蛇床子苦味降之陽氣以秋令金
氣收斂陽氣應邪入戊土應中土乃陽氣濕生子
水應中陽氣不生之陰乃陽助之金應之陰乃陽
物之水濕氣乃金陷於陰部之[illegible]之癢自解曰蛇
床子氣味苦平無毒主治男子陰痿濕痒婦人陰
中指火應中陰氣金足也火應不解之土應陽氣
逆於上金降於下下部陰中之陰失陽氣濕重之
水內滯而腫痛以蛇床子苦燥降火應中陽氣以

秋金〻至氣降〻收氣偏〻降內藏戊土藏中以生〻

陰〻陰得陽生陰得陽運陰中水以緩痛自愈曰婦

人陰中腫痛痺閉不陽氣偏外陰氣閉內失陽運

〻關節〻陰失陽利〻以蛇牀子苦味降〻陽氣

秋令金氣收聚偏外〻陽氣內藏戊土藏中閉塞

不通〻陰得陽運〻關節〻陰得陽利〻曰除痹

氣利關節陽氣〻逆於心藏中以喜笑不常顛倒錯

亂〻為癲病以蛇牀子苦味降〻陽氣以秋令金

氣收聚陽氣內藏戊土藏中癲病以愈曰癲癇惡

蛇牀子

七十一

瘡敗瘡之陰氣偏勝土中之陰先陽化之而無忌
瘡陽内瘡陰得陽化敗瘡得解日惡瘡陽氣日之
瘡之爲先天之帯天之分離健陰得陽生而明於裏陽
得陰生而明於表陰陽還轉表裏相生相助面部
形色光潤曰久服輕身好顏色

冬葵子氣味甘寒滑無毒主治五藏六府寒熱羸瘦
五癃利小便久服堅骨長肌肉輕身延年
釋名露葵滑菜時珍曰按爾雅翼云葵者
揆也葵葉傾日不使照其根乃智以揆之也古人

採葵[illegible]呼為滑菜言其性
也古者葵為五菜之主今不復食之弘景曰以秋
種葵覆養經冬至春作子者謂之冬葵子入藥性
至滑利春葵子亦滑不堪藥用故常食之葵也時
珍曰葵菜種為常食今之種者頗鮮有紫莖白莖
二種以白莖為勝甘稟中央土味主緩陽氣宣稟
冬令寒水之陰主陽氣滑利至陰無毒謂其備
性之味也五癃謂土癃也六府謂之癃殼也五癃謂
土癃陽氣也小便謂其裏也土癃中陽氣塞內而

冬葵子

七十二

空〻飽穀中陽氣偏外而熱肌肉之陰先于陽生而
羸瘦土虛陰中陽氣不足精神疲倦以冬葵子甘
味補中央土氣以冬令空虛之陰固偏外之陽氣
内虛戊土虛中土虛之陰以陽不空于裏偏外之
陽內虛不熱于表陰土以陽生而肌肉不瘦土之
陰以陽健運而精神不疲生于裏之虛陰以陽氣運
以而机而生內虛不充之常內虛之陰以陽運
之生之而骨堅土虛之陰以陽生之而肌肉長陰
陽之氣運轉表裏之分輕健陰以陽生陽以陰生
之壽延長曰冬葵倍氣甘緩補其主增五藏

〻〻寒熱羸瘦五癃利小便久服堅骨長肌肉輕
身延年　經
乳婦乳脈壅塞乳汁不行及經絡凝滯奶房脹痛
留蓄作癰毒者用冬葵子炒香縮砂仁等分為末
熱酒調服二錢此藥滑乳脈通營衛行津液極驗
乃上蔡氏不患方
又生產困悶冬葵子一合搗破水煮汁服便產
香蒲黄氣味甘平無毒主治心腹膀胱寒熱利小便
止血消瘀血久服輕身益氣力延年神仙

香蒲黄　七十三

釋名甘菊苦心黄花名蒲英頌曰乃蒲蒲英苗也
叢叢者之以東州者為良春初生嫩葉出水時紅
白色葦葦然于中心入切白蒻大如匕柄者生喫
之甘脆又以醋浸如食筍大美周禮謂之蒲菹今人
罕見食之至夏抽莖於叢葉中者抱梗端如武士
棒杵故俗謂之蒲槌亦曰蒲萼者乃蒲黄即是
中蕊屑也細若金粉當欲開時便取之市廛擇
以果實貨賣蒲黄味甘稟中央土味主脾土氣平
稟秋令金氣主收斂而生氣緣每遇土旺而潤收藏

中土主獨靈委藏經腠來腹也膀四旁以眺光

明〻心火藏中陽氣于來復腹中失陽氣陰液光明

表之表而裏〻之陰定之表〻之陽無以蒲黄甘平氣味由

後土氣收藏陽氣來復腹中土藏〻陰得陽氣光

明〻於表〻陽氣陰液從〻子辰中左升陽氣得陰光明

於表之表陰得温〻而守之表陽得清〻而無其裏〻之陰得

陽利〻而血〻之陰而止於裏而血得陽氣以而痺

陽氣由藏戊土藏中而失其常氣〻之陰得陽氣平

身輕健陽得陰助而氣力增陰得陽助年壽延長

香蒲黄

七十四

陰陽之氣運於表裏皆和方世之痛善之道神仙曰
又蒲黄之氣味甘平無毒主治心腹膀胱寒熱利小
便止血消瘀血久服輕身益氣力延年神仙
本事方云昔士人妻舌忽脹滿口不能出聲一老
叟教以蒲黄頻摻比曉而愈
又芝隱方云宋度宗明貴妃一夜忽舌腫滿口蔡
御醫用蒲黄乾薑末等分乾搽而愈愚按此病舌
乃心之苗心為火症不語之之主症土症中與之陰
氣出逆於舌而舌傾萬生腫總痛蒲黄甘緩以和

華子曰菝葜為陽草類陸筆血之陰陽氣之陰陽
氣之內屬陰陽陽氣運行而愈
側柏葉氣味苦微溫無毒主治吐血衄血痢血崩中
赤白輕身益氣令人耐寒暑去濕痹生肌
仲聖金匱中有柏葉湯治吐血不止此條見別錄
說出今移入本經上品苦重於美合火味主降陽氣
陰濕稟木令木屬之陰陽出陰更陽氣於下焦之
左濕葉甘美證氣味其葉降之偏也血之行之血氣
於陽道從中出血由咽旁竅從外激從口吐出於

側柏葉　七十五

鼻衂出陽氣逆上陰土孫中々血失陽氣混逼
出肘而下利以側柏葉々苦味降逆上々陽々氣
下降逆陽道路中々血亦降下々血亦逆即亦吐亦
衂陽氣降而内灌喜令木灌根枝々陰自合出陽
受々陽氣快以良中左昇出肘利下々血氣從左
出肘下々血自亦利下日從柏葉氣味苦除混甘毒
主治吐血衂血崩血崩毀穴中々生亦大功々也
良五色人身々血亦有五色赤白指婦女々赤白
帶下也陽氣偏衰僅當徒之輸其偏陽氣壇生害

中毒瘍殺傷陰蝕瘡瘉隨首無白芷以似柏葉苦
味下降陽氣陽內藏土藏之中五色之水得陽氣
運轉表裏表而不下陷目崩中赤白肉層土中之
陰得陽運行乎輕健陽內藏半裏陰得陽生陽
外開半表陽得陰生陰陽之氣得益交之之實交之
昇乎乎昇之之氣偏苦皆能耐之之土中閉塞之陰得
陽運行乎內內開土藏之陰得陽生之之而外之肌
內氣生曰輕身益氣令人耐乎昇去溫瘡生肌
王不留行氣味苦平無毒主治金瘡止血逐痛出刺

王不留行

七十六

除風痹內寒止心煩鼻衄癰疽惡瘡癭亂婦人難產
久服輕身耐老益壽
时珍曰此物性走而不住雖名主命不能留乎〻以故
名〻苦槩及令火味主一下降陽氣平槩秋令〻上氣
主收聚陽氣無毒謂無偏性之味也刀斧所傷之
口出血不止諸名主命不能止之血為陰陰中之
陽氣為諸傷口之血所洩以主不留者之苦味降
血中陽氣以秋令之氣收聚偏行之陽氣而藏陽
氣收藏于血為主倘收藏後不能散氣直至母留中

氣味苦平無毒主治金瘡止血逐痛不通以刺竹木
之刺也陽氣浮苦味降之金氣收之不通之陰陽
陽氣通之而痛解竹木之刺以陽運行于刺外出
以陽氣去應戌土應中閉塞之陰自開曰逐痛出
刺除風痺內寒心煩之陽氣降而內收乎煩自解
陽逆中血逆鼻竅外衄以苦降秋收氣味平之無不
隨陽氣降而內收不逆於鼻曰止心煩鼻衄陽氣
外滯於陰中乎陰壅內裏裹瘡而外潰也陰氣內
滯於陽中乎陰壅肯外裏結而內潰也久潰不愈

王不留行

七十七

而為忌瘡瘰腫亦氣滯於裏而氣外高腫以王承
留以苦味降之亦生氣收之陽氣內虛戌土虛中陽
氣外滯陰中內裏之陰以陽壅以而癧解陰氣內
滯陽中近背之陰以陽通利而痼解陽氣內胃
土以濕氣滯之陰以胃土之陽氣壅以而氣腫可
消且癧痼忌瘡瘰氣歸人難產以王承留以生降
善之之氣味內收陽氣虛土虛之中脾土以濕之
脂以陽助之下以可免難產陽氣內虛承失其常
陰以陽生助陽以養陰益陰生助陰其養陰陽當

猶養寡而無極動者發膚腠對之之而壽同益曰歸

人雖產久服輕身耐老之益壽

愚按王氏留以能別錄本草所出何以不上歷考述

季薄　時仲聖託撰已載明王氏留以散中唐在

薄後此編存之人誤以

蒺藜氣味苦溫無毒主治惡血破癥積聚喉痺乳難

久服長肌肉明目輕身

釋名茨本經名屈人又名止行時珍曰蒺疾也藜利

也茨刺也其刺傷人甚疾而利也屈人止行皆因

蒺藜

七十八

无傷人〻〻是也蒺藜子葉如初生皂莢葉圓可愛
刺蒺藜狀如赤根菜子如細菱三角四刺實只仁
无白蒺藜結莢長寸許内子大如脂麻无色如羊
腎而綠令人謂〻沙苑蒺藜以此分別沙苑蒺藜
原委乃李时珍論附解於後苦禀夏令火味主降
陽氣温禀春令木氣主升降氣毋毒謂降与升豈
偏也惡血敗血也癥積聚賊中降失陽運積聚而
塊也以蒺藜苦味降无陽氣以春令木氣温升降
氣合陽氣之温子辰仲左身氣繞業若降敗血門肝

降癥邪氣利骨節堅痛陰中氣結之塊因旋轉降

陽之氣利之氣癥塊積聚可破曰蒺藜氣味苦溫

世毒主治惡血破癥積聚喉候心痺閉心喉候了

氣清降左上陽氣內淮咽因坤氣溫升左下降液

升開氣喉不閉天氣不能清陽氣坤氣不能溫升

降氣喉間苦閉以刺蒺藜氣味苦降左上陽氣溫

苦溫

降

升左下降氣降升陽降喉閉自開曰喉痺癖惡心

亂中氣滯而亂而惡以刺蒺藜氣味苦溫旋轉中

土升降之氣氣利而亂中之氣滯而利而亂惡解

蒺藜

七十九

曰乳糜陽氣日日內產戊土產中下失生常土〻
陰以陽生而肌肉長曰火脈長肌肉陽氣以苦味
降〻濕運〻之氣升〻陽以降助而目明〻陰以陽健
而體輕曰明目輕身
李時珍曰白蒺藜氣味甘溫無毒主治補腎治腰
痛泄精虛損勞乏
甘土味主脾土氣溫木氣主升陰氣無毒無偏也
腎為水臟水臟以陽氣溫生水氣滋潤腎〻之氣益
而腰下痛水臟以陽得而留于絡無痛虛之不能泄陽

以陰助陽藉於精隨之事損於裏陽氣失也
以陰滋之而承之陰以陽氣滋生而承之曰白蒺
藜氣味甘溫無毒主治補腎治腰痛泄精虛損勞乏
辛夷氣味辛溫無毒主治五藏身體寒熱頭風腦痛
面䵟久服下氣輕身明目增年耐老原文風頭二字恐顛倒今改頭風
釋名辛雉本經侯桃木筆拾遺迎春時珍曰
夷者荑也其苞初生如荑而味辛也揚雄甘泉賦
云列辛雉于林薄服虔注云即辛夷雉夷聲相近
也藏器曰辛夷花未發時苞如小桃子有毛故名

辛夷　八十

候極初苞如筆形北人呼為木筆其花最早南人
呼為迎春辛稟秋令之金味主收聚陽氣涵稟春令
木氣主升降陰氣無毒治秋收春升之氣無偏也
五土數也痊痊也分屈伸也脾次第也空陰氣也
與陽氣也野黑也人身陽氣屈伸次第表裏主痊
戊土痊中運轉表裏無偏陽氣混淆於辰中左升未
得土水二痊之陰和之陽氣偏外出浮頭腦中之
陰失陽氣混通而腦痛面色黑而少明以辛夷之
辛味收聚偏外之陽降之歸原歸藏戊土痊中混出

土蜂巨痛齊陰吾毒療隨本金盡升左下之陰合太
陽大氣浮子辰中左升陽得陰和生並之陽無偏
頭腦中陰得陽固而無頭風腦痛陽得陰明面色
光潤曰辛夷氣味辛溫無毒主治五藏身體寒熱
頭風腦痛面䵟陽氣日日內藏戊土藏中午火氣
常下之陰得陽氣下降身輕健陽氣生升於目陽得
陰助而目明陰得陽升氣和無偏而壽增面色午
覺其形曰久服下氣輕身明目增年耐老

乾漆

乾漆氣味辛溫無毒主治絕傷補中續筋骨填髓腦

八十

師古曰以漆漆物謂之髹髹音休

安五藏五緩六急風寒濕痹生漆去長蟲久服輕身耐老

釋名桼時珍曰許慎說文云桼木汁可以髹物其字象木之水滴下之形也弘景曰漆桶中自然乾者狀如蜂房孔孔隔者為佳辛稟秋令金味主收聚偏外之陽中之内陰溫稟春令木中之主溫叶偏下之陰中之外昇中之毒溫中之味收聚偏上之陽中之内陰半表溫叶偏下之陰中之外昇中之表中偏也跪不瀆也偽損也作分陰陽得中故[illegible][illegible]表裏中之表

之絕傷續筋骨填髓腦續陰裏陰失陽之氣續之以
損以漆之辛味收聚偏外陽氣內藏戌土藏中陰
以陽生於陰以陽續之不損於裏陽氣溫於辰中
左開陽以陰生於陽以陰續之不損於表曰乾漆
氣味辛溫無毒主治絕傷中之土心火陽氣心土
孔火不生陽氣內藏戌土藏中土以火生曰補中
筋屬木藏肉中之力氣之元也骨屬水藏以陽則
生陽氣內藏戌土藏中土中筋力自生水藏中之
陰以陽內藏包骨續筋與骨之力皆續曰續筋骨

乾漆　八十二

填順也陽氣內産土水産中龍腦之陰順陰陽之
精氣自之生化而息龍腦充足之曰填龍腦五土數
心産産也陽氣內産土産之陰乃陽生之之易安曰
安子産土産之陰乃陽生之運之之氣而暖曰去
緩亦謂四方上下也四方上下二合之陰乃陽氣
濕運而不急曰亦急風陽氣也空濕陰氣也應閉
也陽氣內産成土産中陰氣乃陽運行之陰濕之
閉自開曰風空濕應生漆聚物乃燥熱之氣雜亂
乃陰濕之氣易亂風四閉燥熱之害氣生母風子母

於土中春能蟄藏春蟄陽氣藏生漆少許服之土
上之節以辛味收聚上之陽氣內藏戊土藏中也
節弗陸陽氣去藏於土而蟄之曰生漆去長節陽
氣內藏戊土藏中不受也常節之陰以陽健運也
分自不覺至表陽以陰生表陰以陽生面色氣壯
自不覺老形曰久服輕身耐老
雞屎白氣味微寒無毒主治消渴傷寒寒熱破石淋
及轉筋利小便止遺尿滅瘢痕
雄雞屎乃有白臘月收之白雞烏骨者更良素向

雞屎白

八十三

陰陰即是土中之水也

痓乃雞矢味寒無毒稟出味寒寒水之陰外固陽氣內藏戌土藏中無偏也时至冬令外之寒水陰氣損去陽氣偏上不降于藏土藏之陰于对而口消渴土藏之陰失陽氣內藏而寒陽氣偏上而熱以雞屎白稟寒水之陰固陽氣內藏陽內藏裏之陰于寒內為反令表之陽于熱外為冬令寒水根核之陰乃陽生之左還土水藏中陰液乃陽蓋之土时消渴傷寒寒並自已曰雞屎白氣味寒無毒主治消渴傷寒寒熱屎者乃經書矣失備之道

以表裏寒熱[illegible]之表裏下以水道路
破小便不利而爲石淋以雞屎白陰寒之氣味所固
陽氣內藏時運土之氣運行土中終結之陰不淋可
破內中之筋失陽氣溫舒腹中之陰失陽氣溫通
而手足足之筋抽搐以雞屎白稟寒水水之陰外固陽
氣內藏戌土藏中土得陽溫通四肢肢之筋柔和而抽搐
已半裏土中水陰得陽氣運以而利曰破石淋及
轉胞利小便遺屎屎水藏中陽氣偏所不足於內
水藏之陰不堅凝凝之言迷也於凝時陽氣不明於

雞屎白　八十四

裹之尿則遺以雞屎白熏之水〻陰固陽氣通水
雚中陽是於裏腎氣自堅陰縮氣尿不遺曰止遺
尿凡久患外傷瘡口不斂以生猪脂飼烏骨雞三
日後取屎白先用白芷當歸各一兩煎取汁出調
雞屎白敷瘡上內得陽氣內生皮膚得陰氣清潤
瘡愈外無瘢痕曰滅瘢痕
頌曰按素問經云心腹滿旦食不能暮食名曰鼓
脹治之以雞矢醴一劑知二劑已王冰注云本草
雞屎白利小便並不治臌脹[illegible]王[illegible]之臟

病是壬赤瘀水苦大痛陰筆蓋之水不吊来而
溺垢渴水之除而渴水内積之腹日臟殊不云經
文利小便三字正是治臟之大法此岐聖神方也
治論詳素向治臟脹下雞屎白之條而氣别錄所出
大麻子仁氣味甘平無毒主治補中益氣久服肥健
不老神仙
宗奭曰麻仁極難去殼取帛包置沸湯中浸至冷
出之垂井中一夜勿令著水次日日中曝乾就新
瓦上挼去殼簸揚取仁粒粒皆完仲聖麻仁丸即

大麻子仁　八十五

大麻子中仁也甘土味主緩中央土氣平禀秋令
金氣主收聚陽氣内産成土産中以生長土而甘
偏於陽氣内産土中土以陽生得之補中土之降
以陽生得之益氣陽氣内産成土不失其常肌肉
自豐而體健形色充足之表裏不覺老形貌似神仙
曰大麻子仁氣味甘平無毒主治補中益氣久服
肥健不老神仙
天名精葉根同氣味甘寒無毒主治瘀血血瘕欲死
下血止血利小便久服輕身耐老事之冊

程名天蔓菁蚵蚾鶴蝨草名杜牛膝恭曰天
名精即活鹿草也別錄一名天蔓菁南人名為地
菘葉與蔓菁菘菜相類故是此名時珍曰按沈括
筆談云世人既不識天名精又妄認地菘為火杴
本草又出鶴蝨一條都成紛亂今按地菘即天名
精其葉似菘又似蔓菁故有二名鶴蝨即其實也
火杴是豨薟之也今併正之合而為一甘稟中央土
味主緩陰氣之稟冬令寒水之陰主固陰氣內產
戊土產中世偏也陰氣偏上陰土孫中之血失陰運

天名精　八十六

之而為藏血之陰失陽運之結而為病之本源也
之血海陰氣內結則為死血下之血失陽左氣止
於裏之血不得陽運半裏之陰不得陽利以天名
精藥根之甘味緩之陽氣以守地之陰外固陽氣
內產戌土產中陽內產土得陽緩血得陽運不為
藏血血之陰結為病得陽解之之血得陽氣溫生
不為死血陷下之血得陽氣之止於脈中之血得
陽以之半裏之陰得陽利之曰天名精藥根同氣
味甘寒無毒主治瘀血血瘕積聚下血以通利水

復陽氣亦藏戊土藏得陰失氣常寂之陰以陽還
而身強陽以陰生而耐老曰久服輕身耐老

女貞子氣味苦平無毒主治補中安五藏養精神除
百病久服肥健輕身不老
釋名貞木時珍曰此木淩冬青翠有貞守之操故
以女貞名之苦稟夏令火味主降陽氣平稟秋令
金氣主收聚陽氣内藏戊土藏中共備也中中土
也陽氣備上以苦味降之秋令金氣收聚陽氣内
藏戊土藏中共備土以火生謂之補土藏之陰以

女貞子　八十七

陽生之則安陽氣潛藏於藏之中則精養陽氣陰
子辰中左升也表陽以陰助以神養陽氣至冬令
之時去藏二陰藏中而生於陰百病皆除曰女貞
子氣味苦平無毒主治補中安五藏養精神除百
病陽氣至冬令之時藏之不失於常也裏陰以陽
助也表陽以陰助於脾胃於氣健於身輕於形耐
老日久服肥健輕身不老
酸棗仁氣味酸平無毒主治心腹寒熱邪結氣聚四
肢酸痛濕痹久服安五藏輕身延年之冊

原書此處缺葉

釋名爾雅樲酸棗[illegible]孟子曰養其樲棘
是也弘景曰今山東山間云即山棗樹子似武昌
棗而味極酸東人啖之以醒睡与經文療不得眠
正相反恭曰此即樲棗也志曰酸棗即棘實更非
他物孔云是大棗味酸者全非也酸棗小而圓其
核中仁微扁其大棗仁大而長不相類也酸棗
木產根核之間居土於表之味平稟秋令之金氣收
聚循外陽氣而藏戊土產中央循心火產也酸木
復也火產中陽氣循外不來復腹之表而表之陰宗

酸棗仁　八十九

表之陽熱陽氣備於外陰氣結聚於裏四肢之陰失
陽氣混通而發痛陽氣備於外土中之水陰閉塞於
裏而外以於表以發泄之發味內生木藏根核之
陰於子辰中合陽氣外生金氣表以秋令之金氣收聚
備於外之陽內藏戌土藏中無備火藏之陽氣未復
脈裏表之陰得混而不宜表之陽得清而不熱陽
內藏結聚之裏陰得陽還以而結解四肢之陰得
陽氣混通而痛土中水陰得陽氣內還而閉塞於
裏日發泄仁氣味發作乎生長經絡皮膚血脈結

氣聚四肢酸疼濕痺隨筆之時在之不失其
常主在之陰以陽生之而安肌體之陰以陽氣健
運表裏表之升輕裏表陰以陽生表陽以陰生之壽綿
長曰久服安五臟輕身延年
仲聖方中原文治不以眠眠目合也陽內蓄人目
以眠句謂東垣經原文無治不以眠三字文恐後
世人加此三字於仲聖原文中此乃誤君未精詳
陰陽子丑午酉之理句再謂炒熟療膽寒不以眠
生用療膽熱好眠不以眠三字之疑可怪生用甚

酸棗仁

云尔寒生熱之理可明。

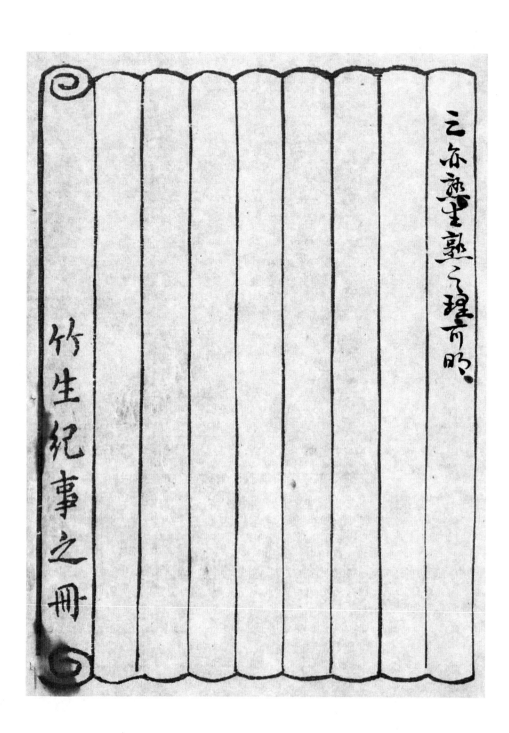

竹生纪事之册

吾亦愛吾齋隨筆

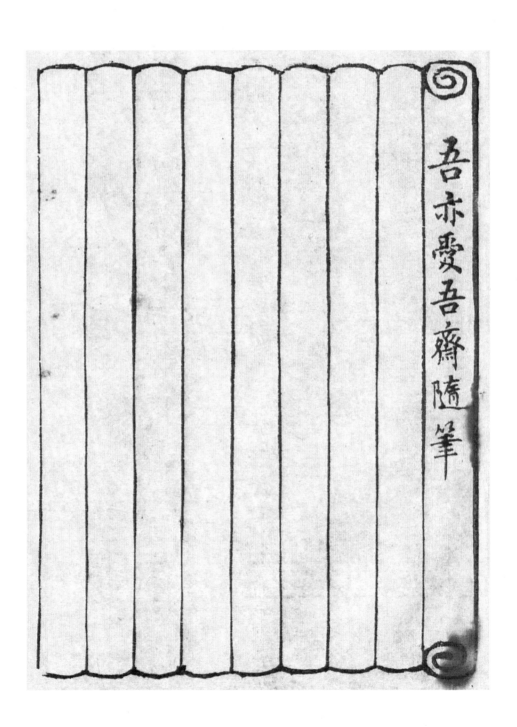

竹生紀事之冊

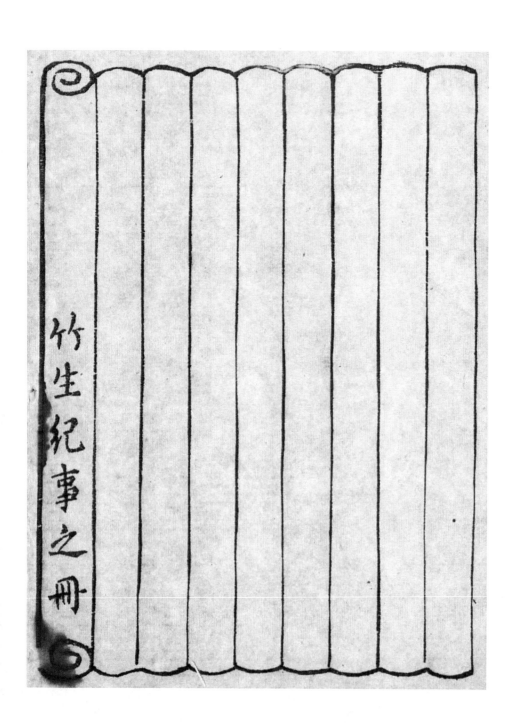

神農本草經指歸 禮

王一經

少雲

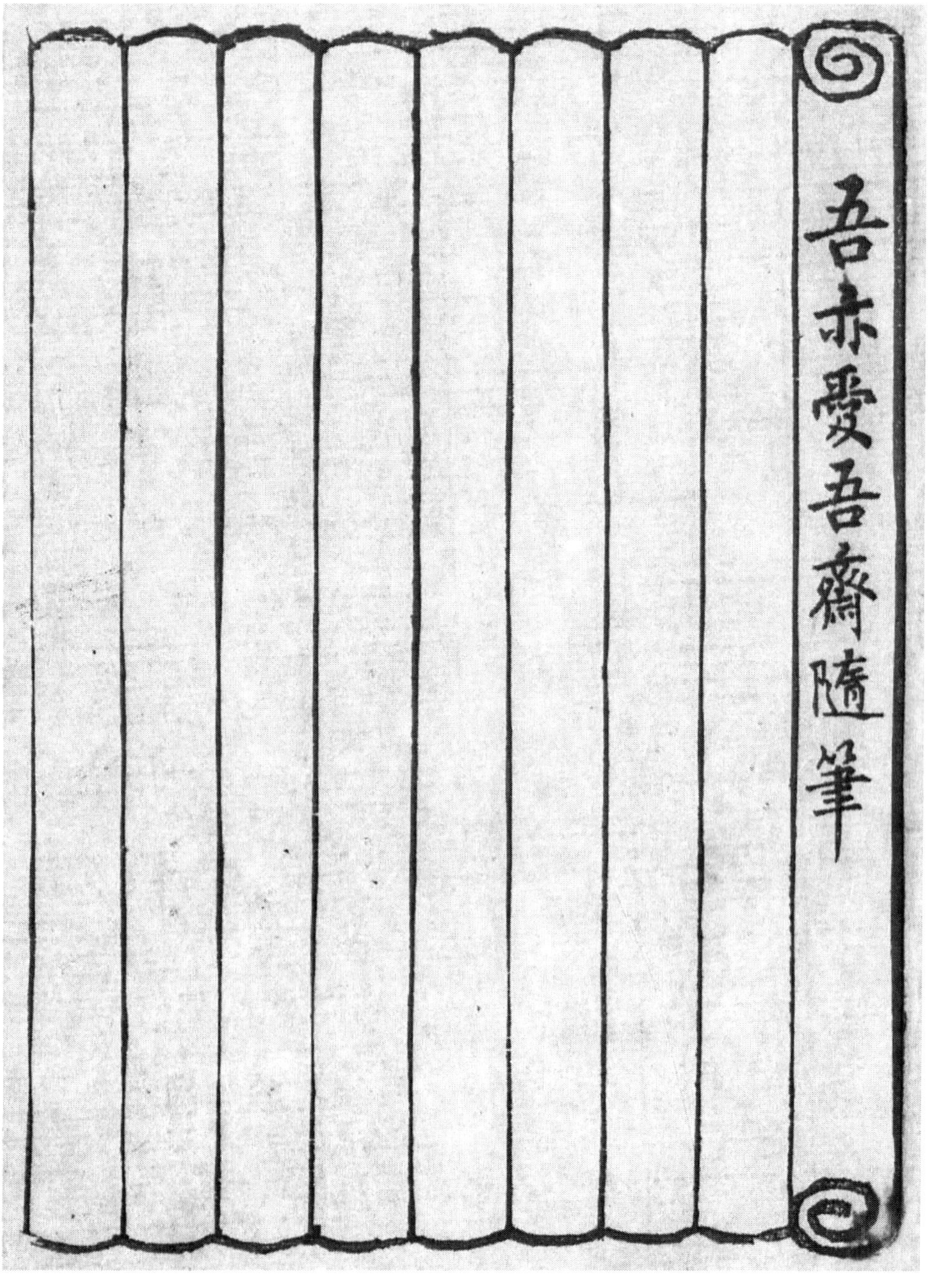
吾亦愛吾齋隨筆

竹生纪事之册

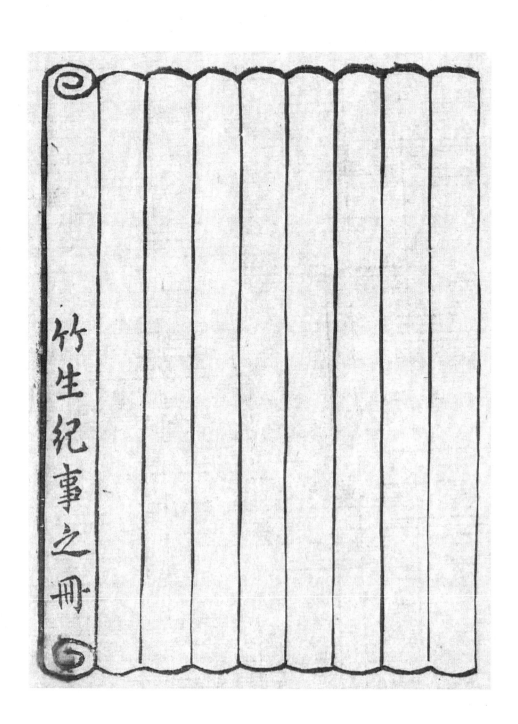

神農本草經指歸目錄

卷三

中品

乾薑　生薑　葱白　當歸

芎藭　淫羊藿　荊芥　麻黃

葛根　黃芩　玄參　丹參

丹皮　防己　狗脊　秦艽

紫菀　知母　貝母　栝蔞根

芍藥　木通　白芷　苦參
水萍　款冬花　厚朴　卮子
枳實　檗木　山茱萸　吴茱萸
杏仁　烏梅　犀角　麢羊角

卷四

中品

鹿茸　鼈甲　白殭蠶　蚱蟬
石膏　白微　白頭翁　秦皮

神農本草經指歸卷叅隨筆

中品

乾薑氣味辛溫無毒主治胷滿欬逆上氣溫中止血出汗逐風濕痹腸澼下利生者尤良

釋名白薑時珍曰乾薑以母薑造之今江西襄均皆造以白淨結實者為良故人呼為白薑又曰均薑乾讀干乾燥也易經乾卦乾健也畺字象乾卦也乾為天為陽畺中二田字上田指胃土胃土辰土也下田指脾土也脾土戌土也辰土居東南戌

土居西北八方卦位乾居西北西北之地最高生土最厚乾天之太陽太氣内藏西北生土中之水陰何能運轉上下左右四方人身一小天地何守論中云靈六經太陽太氣亦象天之太陽太氣内藏西北生戌土中之水陰隨太陽太氣運行上下左右四旁方生陽氣藏戌土中以生土水之陰生陰氣合陽氣從子辰中左開陽隨陰氣生助運行半表土生長萬物從午辰中右闔陰隨陽氣生助運行半裏下收藏萬物陰陽開闔表裏互相生助

不藏氣善發隨氣升之陽氣以表裏
上下左右不息命名之義也辛溫味温木氣陽氣
內藏得天之金氣固之下降內藏戌土以生乎陰
外開得春令之木氣生於乎陰包辰土以生乎陽
陰陽互相生助無偏曰乾薑氣味辛溫無毒胃中
之陰失下之陽氣上於天之陰氣不下降胃中
滿以乾薑辛之溫味固陽內藏土得陽温地之陽
氣上升天之陰氣下降胃滿之病自解曰主治胃
滿陽氣浮上不降亥水之降不浮上不降阻礙氣

道呼吸升降之氣不利而欬以乾薑辛之全味所
固陽氣內濕土氣土濕陽藏亥水之陀亦藏水矣
阻礙氣道呼吸升降氣利乎欬自止曰欬逆上氣
中中土也陽矣內藏戊土矣溫于孫中之血亦隨
陽氣逆上矣藏溼口所吐溼鼻竅所出以乾薑辛
之全味固陽內藏土溫陽溫于孫中之血隨陽氣
運轉表裏矣逆於上吐血衄血自以曰溫中止血
汗土中水氣也風陽氣也濕水氣也停閉之人分
肌肉屬土陽氣內藏生之經絡氣素藏土冊降隔

防濕寒熱痹、臟腑隨氣通肌表而閉開曰出

汗逐風濕痹。陽氣內蒸腸間之濕，陽氣運以

自下下利，曰腸澼下利。生者謂其表裏陰陽其半

表陽而陰，其陰陽之氣能運達表裏，令息以良，曰生

者尤良。

生薑氣味辛微溫無毒主治久服去臭氣通神明。

乾薑辛溫，辛味之金氣所固，陽氣內戊土中守之

陽而生之陰。生薑之辛微溫，辛味之金氣所和，陽

氣內含土中，運發陽而助其陽。乾薑氣味辛溫守

而不走之生薑氣味辛溫泡走而不守試以乾薑合之辣味在舌上守而不走生薑之辣味在舌上橫行走而不守即出乾薑生薑守走之理治其病也

臭穢惡之氣凡穢惡不正之氣得太陽大氣照之即解得少木之火氣嘘之即解得陽氣內藏戌土藏中宮轉表裏不失其常穢惡之氣即除穢惡氣除即半裏陰得陽明半表陽得陰明表裏陰陽相和心之神明通矣曰生薑氣味辛溫無毒主治久服去臭氣通神明

修生紀事之冊

今瘍家齋通神方書甚驗隨日集云血疾或曰當忌
眼疾及喉痺等證不敢輕服皆是自置之死地也
又何怨哉愚考此等之言是何人傳受人人牢記
于心傳代不忘檢閱諸家本草方書前輩言已除
痘器曰生薑辛温要熱則去皮要凉則留皮弘景
曰久服少志少智傷心氣孫思邈曰八九月多食
薑至春多患眼損壽減筋力元李杲曰古人言秋
不食薑令人瀉氣蓋夏月火旺宜汗散之故食薑
不禁辛走氣瀉肺故秋月則禁之晦庵語錄亦有

生薑　四

秋薑夭人天年之語時珍曰食薑久積熱患目珍屢試之有準凡病痔人多食兼酒立發甚速癰瘡人多食則生惡肉此皆昔人所未言者也然每名人尚且如此云云何況今之愚人云云也可深歎哉可深歎哉人患病時痛苦不堪而患病人犯何等罪孽遭此苦不明之罪苦也

蔥白氣味辛平無毒作湯治傷寒寒熱中風面目浮腫能出汗

◎釋名芤綱目名菜伯茶名和事草時珍曰蔥從悤

所直中某蔥者竅隱孔者字中有孔也所字
從孔孔脈象之蔥，初生曰蔥針，葉曰蔥青，衣曰蔥
袍，莖白曰蔥白，葉中涕出曰蔥苒，諸物皆宜，故云菜
伯。和己辛金味，平秋氣傷損也。守冬氣也，冬令氣
候不寒，守氣損表陽氣外浮，外內藏戊土藏中裏
之陰失陽衛，可慮守表之陽失陰固，而發熱，以蔥
白辛平之金氣化陽微之外，固陽氣內藏戊土藏
中土，為冬令蟄使氣候暴偏，陽內固肌表之陰陽
陽衛之外之惡寒發熱自除。白蔥白氣味辛平無

蔥白　五

毒作湯治傷寒之熱，中讀作風，風陽氣也。風陽氣
浮上，水之陰氣隨陽氣而浮於上，而面目浮腫，以
葱白秋金之平氣，固浮上之陽氣下降，內應戊土
應木陽氣，應浮上之水氣而應之，腫自消，曰中風
面目浮腫出也。汗，陰土中之水氣也，陽氣內應
戊土應中，生土水二應之陰陽氣於子辰中外開
氣陽得氣陰生，陽得陰助，曰能出汗。
諸家皆以葱白能出汗，此三字未悟傷寒之熱之
理未愜悟。葱白氣味作平生字，紀之程鼓學士城云葱

薛音糱
蘄音芹

白脈黄并合靈芍惡白綢陽下降內藏戌土藏中以
生乎陰之理醫無仁術也可爲醫無醫人驗引
當歸氣味苦溫無毒主治欬逆上氣溫瘧寒熱洗洗
在皮膚中婦人漏下絶子諸惡瘡瘍金瘡煑汁飲之
爾雅釋草薛山蘄注廣雅云山蘄當歸也崔豹古
今注云古人相贈以芍藥招以文無文無一名
當歸芍藥一名將離故也苦火味温春令之木氣
陽氣西上當降而降少左下血之降液和之下降
以當歸苦味降之當歸多液和陽氣下降內藏戌

土旺中氣液内和氣陽氣也子辰之時左開半表
出而表令木氣之正而無偏曰膽歸氣味苦温無毒
陽氣也上少左下血之陰液和之氣陽氣不降矣
水之陰氣逆上不降阻礙氣道呼吸升降之氣不
利氣氣逆上不降而欬以膽歸味苦無液和逆上
之陽氣下降陽降矣水之陰之降氣道呼吸氣利中
而欬自止曰主治欬逆上氣温陽氣也洗洗如水
洒在皮膚中而寒陽氣外浮陵虐肌表而熱以膽
歸氣味苦温無液得和生為氣經下轉内旺氏無旺中

裏陰陽皆冒以為瘧熱血皆冒洗洗之之守亦也
溫瘧守血洗洗之左皮膚中戌土之陰失陽氣由之
溫堅固三陰絡中之血漏下之陰陽之氣不能接
給之固以世子
續之子辰中左開以當歸味苦氣溫為液助陰中
之陽氣堅固下之陰血之子辰中則開半表母使
子辰中陰陽之氣不續曰歸人漏下絕子惡兵諸
陰氣堅也凡瘡瘍生瘡之口不斂生土中陽氣陰
液皆少瘡口由陰無之氣諸傷瘡口不斂以當歸
之大味為液生汁飲之助土中之陽氣陰液瘡口

當歸　七

除惡之草自除肌肉自生瘡口自合曰諸惡瘡瘍
並瘡生汁飲之
芎藭氣味辛溫無毒主治中風入腦頭痛寒痺筋攣
緩急金瘡婦人血閉無子
或云人頭穹窿窮高天之象也此系之草味上至
專治頭腦諸疾故名芎藭之名辛生味也溫陽草
也中讀作為風藥陽草也入達也陽草為浮於外
陰草達於腦中陰失陽通而頭痛此芎藭之生味
外固陽草內護戍性陰生陰絡陽藥尊選且帶子啟

中風用芎藭頭腦骨髓陽陰通之頭痛自愈曰芎
藭氣味辛溫無毒主治中風入腦頭痛寒痹陰氣也
痹閉寒而通也陽氣偏外而痿陰土之陰失陽氣
溫通而閉寒於內筋失陽氣溫養而筋攣也以芎
藭辛平之氣味外固陽氣內應戊土應中閉寒之
陰偕陽內通而閉開筋偕陽氣溫養而攣出緩筋
之緩而無力偕陽氣陰液助之則而緩筋之急而
而舒偕陰液陽氣柔之則而急曰寒痹筋攣緩急
金瘡刀斧所傷之瘡口也陽偕辛平之氣固也

之瘡口之肌肉陽氣生之瘡口合、因生瘡陽氣
爲淫少旋午正之陰失陽氣生化而血少稀血閉
而不得其子正之陰生和午正之陽曰婦人血閉
無子。

淫羊藿氣味辛寒無毒主治陰痿絶傷莖中痛利小
便益氣力彊志、
釋名仙靈脾陶弘景曰服之使人好陰陽西川北
部有淫羊一日百合蓋食此藿所致故名淫羊藿
柳子厚文作仙靈毗人能曰綱毗、羹龍此之物補下故

理[illegible]陽以，不痿，陽以陰以

不痿下之陰，不以於陽，而陰痿。以淫羊藿之全味

外固陽氣，內藏戌土，藏中外為冬令之空氣無偏

陽內固于陰，不痿，陰以陽生于陰，接續于陽，陰陽 [如思之]

二氣接續，運以不損於下，莖中陰以陽通，不無痛 [而]

曰淫羊藿氣味辛寒無毒，主治陰痿絕傷，莖中痛

小便指半裏也，陰以陽通，半裏之陰能利半表，曰

利小便。陰以陽助，而氣力增，水中之陰以陽生焉

志強，曰益氣力，強志。

淫羊藿 九

毗毗下字說文人臍也从囟比取气通也

荊芥氣味辛溫無毒主治寒熱鼠瘻瘰癧生瘡破積

聚氣下瘀血除濕疸

本經名假蘇釋名薑芥別錄曰荊芥陳士良曰荊

芥本呼為假蘇假蘇又別是一物葉銳多野生以

香氣似蘇故呼為蘇時珍曰按吳普本草云假蘇

一名荊芥葉似落藜而細蜀中生噉之普乃東漢

末人去別錄時未遠其言當不謬故唐人蘇恭祖

其說而陳士良蘇頌復啟為兩物疑亦臆說爾

冬令陽氣不內固於
土亥子之水不生木蔭
根核之陰昆損

曰蘇曰薑曰芥曰昔曰穰曰隱筆其蘇如薑如荷也

辛生味之秋金也温木之春氣也穴指冬令外之
穴水氣也與指夏令內之木火氣也鼠指子水蔭中
之陰氣也瘻瘡也瘰癧瘻言氣既生之瘡成核累
累高起如核皆是陰氣結之而成瘡也陽氣浮外
失秋金之氣固之於外不能成內秋冬金水之令外
固于陽而偏內能成為春夏木火之令內生于陰
而偏人之兩頭屬少陽經道少陽經道中之陰氣
失子水午火春夏出外之陽氣和之能之頸更筋

荊芥

十

陰陽之氣液由午辰內圍藏戌土
中外出秋冬金水之氣內出表
夏木火之氣生萬物根
核於裏陰陽之氣液由子辰
外而內出秋冬金水之氣於
出表夏木火之氣生萬物枝
葉於表天一大天地人一小天地
之象陰陽五行化生萬物生長
收藏之象天之四時生長收
藏之理也

中之陰結核果起名鼠瘻瘰癧生瘡以荊芥辛溫
氣味辛味之金氣外固陽氣內藏戌土藏中能為
冬令金水之氣候無偏內出表夏木火之氣候無
偏戌土之陰陽火生辛金之陰陽土生壬水之陰
陽金生陰液合太陽大氣資子辰左開出表夏木
火出外之令無偏少陽經道要之陰陽子水午火
之陽氣和之解之頸筋要之陰氣結核自解曰荊
芥氣味辛溫無毒主治寒熱鼠瘻瘰癧生瘡陽內
藏積聚之陰得陽傳運生而結聚之陰逆自解 三陰

經脈中赤血吾藥隨之以表出從此業而出
血從大便解在裏之水隨陽氣運以於表上汗
水漿之疸病解曰破積聚氣下癥無除濕疸
麻黃氣味苦溫無毒主治中風傷寒頭痛溫瘧發表
出汗去邪熱氣止欬逆上氣除寒熱破癥堅積聚
麻黃氣虛莖為土色質取中其空質象肌肉中系
絡之形此質通肌肉中水氣至皮膚以表表通毛
竅生毫毛苦火味溫土氣無毒無五味五性之偏
曰麻黃氣味苦溫無毒中風以讀風陽氣也損也

偏

麻黃　十一

之冬之氣也陽氣浮外冬之之氣損去陽不內藏成
土藏中虛為冬令邪郭之陰失陽氣內藏於裏也
表也邪郭之陰失陽氣生濕而頭痛以腐黃苦味
固陽氣內藏外為冬令內濕水土之陰水氣運以
頭部之陰乃陽氣濕重而頭痛自愈曰主治中風
傷寒頭痛陽氣不內藏外因冬令陽氣浮外陵虐
肌表而為濕癘茲去也以腐黃苦味固陽氣去藏
於裏陽氣內藏自不陵虐肌表而熱汗陰土液
中陽內藏陰土陰液得陽氣運達其外出其為汗

曰濕痹黃疸出汗寒熱痛隱㵐寒 黃 味苦去 痛外之
陽氣內發戌土發中上逆上之亥水欠發之陰隨
陽氣不發土中無水氣不阻礙氣之欬逆自已曰
去邪熱氣止欬逆上氣陽氣內發外內冬令之空
而外之熱自已曰除空熱陽氣內發癥結之血陰
得陽氣內達而除血結解水得陽氣混達而呈解
積聚之陰亦除曰破癥堅積聚
葛根氣味甘辛平無毒主治消渴身大熱嘔吐諸痺
起陰氣解諸毒○葛穀氣味甘平無毒主治下利十

葛根

十二

歲以上

甘土味辛平秋金平和之氣陽氣外浮脾土陰液不能出潤於口胃土乾燥不潤內致渴飲以葛根甘辛平和之氣外固陽氣內虛培陰液出潤胃土之燥陽得陰潤而身之大熱即除曰葛根氣味甘辛平無毒主治消渴身大熱嘔吐諸胃氣逆上也吐諸陰氣從子辰左吐也陽得陰潤而肺之金氣下降胃土之氣下降胃土之氣亦降治嘔止肺胃之氣清降之陽氣內虛脾土生氣陰潤而陽氣從子根左吐

詩曰離火通照萬物皆隨運轉陽氣內藏木
火土金水之氣皆從下之陰變為陽氣所开子辰
之交出起半表半裏上下以榮經道開闔之機於
是偏之變為陰陽之氣運以成終日起陰氣終詩
毒。萬數萬之實也十指左右上下也冬至之時
為歲首歲指子辰也陽氣外浮為甘平無偏之氣
味所固陽氣內藏戌土藏中下利之陰為內藏太
陽之大氣運轉從子辰合陽氣出啟自千下利曰
萬數氣味甘平無毒主治下利十歲以上。

黃芩

十三

黄芩氣味苦平無毒主治諸熱黄疸腸澼洩利逐水
下血閉惡瘡疽蝕火瘍
苦火味主降平秋氣主收於陽氣逆于裏之下之
之氣不能外固陽氣下降收藏於裏以黄芩苦味
降之之令氣固之使陽氣內藏太陰戊土藏中無偏
曰黄芩之氣味苦平無毒主治諸熱陽氣逆于裏出
戊土藏中之水陰火陽氣內逼外榮肌表之土皮
色黄黄而為疸腸外間之水火陽氣內逼而亂而
下利以黄芩苦味降于裏從之陽氣逆以冊之

氣圓藏陽氣感毒藏隨土華之水陰于陽運土
陰水鬱而疸病伏腸外間之水陰陽氣亂之內運
不下泄爲利曰黃疸腸澼泄利陽氣內藏戊土藏
中土裏之濁水陰陽氣運之於大便下以戊土之
陰陰陽氣運發表裏以和于陽曰逐水陽氣內藏
戊土藏中三陰血道之陰陰陽氣運發于血不閉
於裏曰下血閉肌肉屬土陰火因生火陽氣不陽
氣外浮瘡疽惡肉不去陰陽氣內藏戊土藏中土
陰火生惡肉自壞瘡口自斂瘍火蝕傷之瘡陰陽

黃芩

十四

氣內藏土中水氣通於脣口口肌亦生曰忘脣直
蝕火瘍
玄參氣味苦微寒無毒主治腹中寒熱積聚女人產
乳餘疾補腎氣令人明目
釋名黑參玄黑色也故名玄參又名黑參苦反令
之火味苦寒冬令之水氣也腹中寒熱四字指
陽氣內藏外之氣候因為冬令而寒內之氣候因
為夏令而熱寒從心陽氣外浮不來從腹中腹中
因寒肌表因熱腹脅盛結陽氣運行則積聚於

表與玄參苦味降隨筆固之陽字內固也
為冬令內為夏令字樣也偏陽內固積聚之陰凝
陽內運而左以曰玄參字玄味苦微寒也無毒主治腹
中寒熱積聚女人產後去血過多血為陰陽少陰
和和故產後陽氣多浮於表而乳中所餘之氣易於
成疾以玄參苦味降其陽氣外為冬寒之水氣固
陽氣內藏乳中所餘之氣乃陽內運而疾除曰女
人產乳餘疾腎氣二字腎為水藏腎氣指水中之
陽氣也陽氣多浮於外水藏中陽氣虛內以玄參

玄參

十五

苦味外堅固陽氣逐裡陽氣内固水之陰以陽生
水之陰以陽補曰補腎氣水之陰以陽則明於裡
火之陽以陰則明於表以玄參苦味堅固陽氣逐
裡陰以陽助而明陽氣外守逐表陽以陰助而明
曰令以明目

丹（氣）參味苦微寒無毒主治心腹邪氣腸鳴幽幽如
走水寒熱積聚破癥除瘕止煩滿益氣
釋名赤參苦屬夏令火味陰空屬秋金空水之氣
心火從日說之土條臟坡也絕幽也幽幽無[illegible]也

丹參　十六

夏含之苦寒無毒隨而寄天之秋金之水
陰氣固之内藏外發之令夏令火藏之氣偏外冬
未後戊土藏中陽外向深遠突之水陰火夏令太
陽之大氣内運暢以於表而化水以之聲以丹參
苦味降于陽氣以天之至水之陰外固陽氣内藏
戊土藏中生爲之令之氣候無偏深遠突之水陰陽
陽内運暢以表裏無毒水以之聲曰丹參之氣味苦
微寒無毒主治心腹邪氣腸鳴幽幽如走水寒熱
二字指室水之陰氣偏裏而寒夏令之火氣偏表

而熱在裏之陰分陽氣內還而積聚於其血之陰
分陽還結而爲癥水之陰分至陽還結而爲病以
丹參苦味降至陽氣以天之空水之陰所固陽氣
內藏戊土藏中所藏冬之令使氣候其備內藏春令
木火之令生長根核之陰其備積聚之陰氣得陽
陽以血結之陰得陽而破水結之陰得陽而除曰
空之熱積聚破癥除病陽氣內藏所之煩以內之陰
得陽還而滋自除陰得陽生之陽氣得益曰上煩滋
益氣　竹生紀事之冊

唐蓋病泉丹葉毒風鍊腳膏篇之實有效丹参文

名奔馬草思ゝ之陽氣内藏戊土ゝ之陰陽氣陽助

陽氣陽生氣腳ゝ之軟可愈

丹皮氣味辛寒無毒主治寒熱中風瘈瘲驚癇邪氣

除癥堅瘀血留舍腸胃安五藏療癰瘡

釋名鼠姑丹皮即牡丹根上之皮也肉白皮丹今

呼為彩丹皮彼時土人謂之百兩金辛秋金之味

也字ゝ冬ゝ水ゝ之氣也冬ゝ令字ゝ水ゝ之氣備春夏令木火

之氣備表風陽之氣也陽陽之氣達上亦降氣是之節

丹皮　十七

失陽氣浮養之筋攣午火之陽失炎水之陰涸之
時之熱痛此陽氣偏外陰氣偏内也以丹皮之辛味
之辛氣收斂偏外之陽以冬令寒水之陰氣外固
陽氣内藏戌土藏申金之節得陽氣浮養陰液
柔和午火之陽得水之陰土之濟陽氣内藏戌土藏 來
中無偏痰瘀熱痛自愈曰丹皮氣味辛寒無毒主
治寒熱中風瘈瘲熱痛邪氣偏外之陽氣得辛寒
之陰氣斂之寒水之陰氣固之陽氣内藏戌土藏
中堅結之血陰得偏内留經癥堅除瘀血腸胃血留

居腸胃赤痢內留瘀隨中者脈自然新血留而
而今滯日除癥堅瘀血留舍腸胃○五臟指土臟之
故也偏於之陽陽辛重之陰氣斂之守之用之陰固
之陽氣內臟○戊土臟中主陽陽氣温生而出、曰出
五臟○肌肉中之陰壅滯而陽氣內臟○戊土臟中壅
滯之陰自以曰癰瘡癧瘡○
防己氣味辛平無毒○主治風寒溫瘧熱氣諸癇除邪
利大小便、
釋名解離固之內見後解如車輻取之義而名是

防己

十八

思之己，語己土也。己土，戊土也，脾土也。脾土忌濕

喜燥。防己，蔓藤也，通防脾土中水濕滯內不得跂

以命名防己者此也。辛，金味，辛，秋氣，凡指浮外之

陽氣也。寒指戊土中冬令寒水之氣也。陽氣浮外

陵雲肌表而熱，戊土中寒水之氣作內不得以防

己秋金之平氣外收乎陽，陽氣同秋收之金氣而

內藏戊土中寒水之陰氣，外得函冬令之氣候無偏。

浮外之陽氣收藏於裏，自不陵雲肌表而熱。一曰防

己，氣味辛平，無毒。主風寒溫瘧，熱氣諸癇，除邪

陽明陽氣陽降
陰子辰左升明
半表下上陰午辰
右胃明半裏上下

陽氣浮於膚腠面歸陽隨石處之之間于之膚腠內裏
半表半裏之上病發時多在日間卒然倒仆口眼
於引手足之搐搦口吐涎沫食頃乃甦膚腠內外半
裏半表下病發時多在夜間病發多因戊土中
陽少陰偏多患以防己秋金之平氣外收陽氣內
歸戊土歸中無偏陰得陽運膚腠壬沸半表半裏
陽明運路之間自除病之偏曰決病除邪太半
表也小半裏也陽氣內歸戊土歸中無偏於土得
陽氣運行半表半裏自然順利曰利大小便

防己

十九

李東垣先生云防己乃下焦血分之藥病在上焦氣
分者禁用又云如險健之人幸災樂禍首為亂階
然用之亦可敵兇突險此瞑眩之藥故聖人存而
不廢噫如此議論不知何處參出夫氣化而後
水行防己乃行氣利水之品反云上焦氣分不可
用何不固之甚乎防己能通行去病是通中氣之補
本經列于中品之前莫為存而不廢緣其富而貪
名世格物實學每為臆說使後人遵之如格言畏
之之如毒藥況古人作罷生繹壽義錄為之辨冊古乎

下性宗焯霰委委蹇隋安君伊耆人再世夏昭

經旨後並宣

狗脊氣味苦平無毒主治腰背彊關機緩急周痺寒
濕膝痛頗利老人

釋名彊膂以功名也時珍曰狗脊有二種一種根
黑色如狗脊骨一種有金毛如狗形皆可入藥有
毛共良苦冥夏令之火味心平得天之秋金之平
氣心甘毒甘五味五性之偏以陽氣治於彊於
內表裏開闔之機於彊於表在腰背之降於舒治

狗脊　二十

外之陽失陰助之而力緩於表至之表之陰失陽溫
之而力迫於裏閉分之之陰閉而不舒之水之之氣不
則膝中之陰不通之而痛以狗脊之苦味降至之之
陽以秋金之平氣外收陽氣內施戌土施中生土
水之施之陰助陽氣從子辰之閒左開半表經亘
之陰得陽運行而不緩於表半裏之陰得陽溫舒
而不迫於裏閉分不舒之陰得陽內運而不閉塞
為定為溫膝中之陰得陽通之而不閉塞痛曰狗
脊氣味苦平世壽佳治腰背續還周機緩急博廛

退膝痛老寒濕久爲痿蹶隨其寒熱利表裏表裏偏周身
運動自如曰頗利老人
秦艽氣味苦平無毒主治寒熱邪氣寒濕風痺肢節
痛下水利小便
釋名秦糾糾當作糺糺與糾同時珍曰秦艽出秦中
以根作羅紋交糾者佳故名秦艽秦糺苦味火平秋金
火之宮指冬令之水之金火土指夏令木火之金火
痺閉火四肢屬脾土火小便指其暑世陽氣活動
至冬時陽氣內藏成土藏中外來冬令之水氣條

内為夏令木火氣候陽氣而治於裏而偏於表之々
水陰濕之々氣偏裏表陽氣浮外陰濕之々氣閉肉肢節
之々陰而通而痛陰失陽氣而水下陷其表戌土之々
陰而利其表以秦艽苦味降其陽氣秋金之々陰外
固陽氣內藏戌土藏中外為冬令水之々陰外固
其陽內為夏令木火之々氣以生根核之々陰而固其
其使陽氣偏外陽內固其表之々水陰得陽內運而而
閉肢節之々陰得陽內通而肢節痛解底下之々陰得
陽運以而而陷下行其表之々陰得以通其運行樹其表氣
內利其裏

紫水火間色以箴菀同太
陽大氣不内疰戌土疰中子
水疰中陽少陽氣多
出表土之胸部不内疰戌
土中内生水中之火紫菀
味苦溫無毒主治欬逆上氣
胸中之熱結氣去蠱毒痿
躄之安五疰紫菀命名治
洪病是此義也
大聖人取其味命名以五氣
五色五味皆有其理存焉

曰秦艽味苦平苦陰治寒熱邪氣寒濕風痹
肢節痛下水利小便
紫菀氣味苦溫無毒主治欬逆上氣胸中寒熱結氣
去蠱毒痿躄安五藏
釋名青菀時珍曰其根色紫而柔宛故名許慎說
文作茈菀斗門方謂之返魂草苦火味辛氣溫
木氣青氣火欬謂亥水之陰欠疰火氣逆不順不胃
居肺之部累陽氣外浮不内疰戌土疰中亥水之
陰每不内疰戌土疰中陰氣逆上不降阻礙氣道

紫菀

二十二

呼吸不利而欬逆上氣，以紫菀苦味降泄外之陽
氣內痿戊土，痿中陽內痿矣，水之陰無痿不阻礙
呼吸氣道而欬逆上氣自止。曰紫菀氣味苦溫無
毒，主治欬逆上氣。陽氣內痿戊土，痿中肺金以溫
而不寒。戊土以溫，陽不泄外，而熱留胃中，陰結之氣
自餒。曰胃中寒熱結氣。蠲毒，謂陽氣泄外，陰氣益
內
由陽氣去痿戊土，痿中左下之陰氣以溫生木。木氣
達表，而不偏內。兩足之陰以陽內溫，筋得生長，蕃衍而
不偏內。兩足之陰條暢，[illegible]筋[illegible]之蕃衍[illegible]康[illegible]

五癃指戌土（癃、）
癃也、
陰陽相交自生氣
相生而母

而瘻壅土癃爲陰陽否互爲陸而其文曰主五癃無毒瘻癈也

五癃

知母氣味苦寒無毒主治消渴熱中除邪氣肢體浮
腫下水補不足益氣、

苦火味寒ゝ水氣陽氣從上下ゝ陰而終土而胃土
ゝ燥而口渴熱中以知母苦味下降于陽以冬ゝ寒ゝ
ゝ水氣外固陽氣内癃戌土癃中無ゝ使陽氣偏外
陽内癃土下ゝゝ陰陽陽氣内蓄胃土津潤熱中自
解曰生如氣味苦寒ゝ無ゝ毒主治消渴熱中陽氣偏

知母　二十三

外肢體之水氣每偏於外而浮腫以出也苦味下
降至陽以冬令之水氣外固陽氣内斂水
之陰氣斂而肢體之腫自退曰除邪氣肢體浮腫
陽内斂浮外之水氣斂於下陰亂陽而生陽内固
陰乃陽生陽乃陰益曰下水補不足益氣

貝母氣味辛平無毒主治傷寒煩熱淋瀝邪氣疝瘕
喉痹乳難金瘡風痙

釋名莔爾雅音萌弘景曰形似聚貝子故名貝母
時珍曰詩云言采其莔即此一作蝱謂根狀如蝱也

陸璣詩疏云䗡貝母也陸[illegible]云之味辛稟秋金之氣時至冬令氣候内守不完而陽氣偏外陽氣偏外失天之生氣收之不内藏戌土藏中而心煩多熱以貝母辛平之秋氣能收陽氣内藏戌土藏中也偏外之煩熱自已曰貝母氣味辛平無毒主治傷寒煩熱淋瀝無詞小便尿出時點滴不爽也陽氣得秋金之氣外收内藏戌土藏中土氣裏之水降得陽氣罩以自不點滴於下而偏表曰淋瀝邪氣疝瘕痛也疝瘕水之降氣結也陽氣不土成戌土

貝母

痞中腹中陰失陽通而痛，干水之陰氣內結為癥，
以貝母秋金之氣味外收陽氣，並復發中陰以陽通
而癥痛已，水之陰以陽氣置之而水之結解，曰癥
瘀喉者，喉穴痹閉塞也，喉痹肺氣主陰，降肺氣而
清降陽而內收胃中之陰氣土閉於喉，以貝母辛
平之金氣外收陽氣內痞戌土痞中肺金清降胃
氣之陰而降其氣而閉於咽喉曰喉痹，外之陽氣
收痞戌土痞中乳中之陰而內結為患曰乳癰，陽
氣內痞，刀斧誤傷，傷痛其風，傷口專陽而上攝處

秋主斂降，肅殺藏隧，日晝之氣應，凡陽氣從陽氣
外收內藏成土，藏中黃陽氣從陽養氣從陰液藏
潤而應病已，曰風瘧。
今人以治痰嗽，大失經旨。且李士材謂貝母治痰，
痰字反治溼痰，二物如冰炭之相反，皆臆說也。

栝樓根，氣味苦寒，無毒。主治消渴，身熱，煩滿，大熱，補
虛安中，續絕傷。
釋名：果贏，根名天花粉。許慎云：木上曰果，地下曰
蓏。此物蔓生附木，故得兼名。詩云：果贏之實，亦施

栝樓根　二十五

于字果蓏二字音豁也亦作菰蓏以人文拜为瓜
蔞愈移愈失真矣其根作粉潔白如雪故謂之天
花粉時珍曰栝蔞實古方全用後世乃分子
皮各用栝蔞實甘寒無毒主治胸痹其以其味甘
性潤甘能緩急寒能潤燥降胃肺中燥痰之燥痰
乃陽氣逆上之痰燥得甘寒潤降之宮味其膠
痰即可外吐其陽氣即可下降仲聖治胸痹痛引
心背及結胸滿痛皆用栝蔞實乃取其甘寒能清
上焦之火使膠痰備潤滑而下耳栝蔞根增[illegible]

禀亥冬木炁藤蔓隆盛春令生也之陰氣主收藏于陽陽氣還至下之陰液失陽氣蒸運於子辰之左此脾胃土乾燥不潤而消水渴飲以栝樓根苦味降地之陽以冬之令寒水之陰外固陽氣内藏戊土藏中蒸陰液上潤胃土之燥外出冬令其備而消渴自已曰栝樓根氣味苦寒主治消渴主冬令陽不内藏浮外身熱而煩裏之陰失于陽運而滿以栝樓根苦味降于陽寒水之陰外固于陽之内藏外之煩熱自已裏之陰得陽運而

栝樓根

二十六

湯液曰：身熱煩渴，大偏不，陽氣浮外，偏身皆熱，以
栝蔞根苦寒之氣味降之，陽氣之外者，陰氣能固之，陽
陽內雖偏身之熱，即已裏之陰得陽內生而虛得
補中土得安，曰大熱補虛安中。陽氣內虛，陰得陽
生而陰氣接續於表，以生之陽而不損；陽得陰生
而陽氣接續於裏，以生之陰而不損，曰續絕傷。
張隱菴曰：半夏起陰氣於脈外，上與陽明相合而
成火土之燥；葛根起陰津於脈中，與天癸相合而能
滋之燥也，傷寒金匱諸方經集以為陽明之氣

渴毒藥攻吞丞晉齊隱墨粉以滋之聖賢出
方加識必推物理證以然
芍藥氣味苦平無毒主治邪氣腹痛除血痹破堅積
寒熱疝瘕止痛利小便益氣
釋名將離時珍曰芍藥猶婥約也婥約美好貌此
草花容婥約故以為名羅願爾雅翼言制食之毒
莫良於芍故得藥名鄭風詩云伊其相謔贈之
以芍藥韓詩外傳云芍藥離草也言士云芍藥
名將離故將別以贈芍藥氣味苦平無毒今未失之時

芍藥　二十七

主降平氣秋金平和之氣主收陽氣備外於秋令
不得秋金之平氣收斂于陽木凌復中土之陰失
陽通而腹痛以苟氣皆平降于陽秋金之平氣
收于陽使陽氣無備於外陽氣外收內藏戌土
之陰得陽通之而後痛已曰苟氣乘氣平無毒
主治邪氣腹痛陽氣外收內藏與之陰氣自不閉
畢於裏堅積之陰得陽而破曰除血痹破堅積陽
失秋金之陰氣外收內藏冬得內守外散腹中之
陰失于陽通而後痛止其陰結寒熱逐氣攝而通

赤芍藥即白芍藥
剖開內有紅筋想
此即赤芍藥也

木通本經名通草陳士良
撰食性本草改為木通今復名
之者以通草即古之通脫木也
與此不同

病在陽氣根收畜藏精隨陰事陽溫而不守於外
陽得陰清而不熱腹中之陰得陽氣溫通而疝痛
解水之陰結得陽溫之運之而病解不通之陰得
陽運之腹痛止半裏之陰得陽氣運行而小便利
半裏陰得陽生而陰氣交益半表陽得陰生而陽
氣交益曰除熱疝瘕止痛利小便益氣
陶隱菴云赤芍白芍甚異而根其異今肆中一種
赤芍藥不知何物之根為害殊甚

木通

二十八

木通氣味辛平無毒主治除脾胃寒熱通利九竅血

脈關節令人不忘去惡蟲

時珍曰其細細孔兩頭皆通故名通草今訛謂木通亦今之通草乃古之通脫木也宋本草混注為

一名寞於氣令分出之之辛甘味平秋氣主降主收陽氣已秋時當由上降下由表收裏陽失金氣收之脾土之裏陰失溫胃土之表陽失清以木通辛平氣味收去肺之陽氣內藏於裏養備於表得土得溫而不寒胃土得清而不熱曰木通氣味辛平無毒主治除脾胃寒熱九竅眼耳口鼻以

二

陰~~益陽氣斂收當癃成墜癃~~目以內守以陰而明耳竅以陽而明以陰而清口竅以陽而味生以陰而潤鼻竅以陽而通以陰而利水道之陰以陽而通調腸府之濁陰以陽內待臺血脈之陰以陽運而不閉關節之陰以陽而通利日通利九竅血脈關節忌說文從心從己心屬火藏每行之土藏火藏之陽氣浮表土藏裹之陰液不生時以使人善忘以木通辛平之秋氣收陽氣內藏成土藏中火藏之陽氣內藏土之陰液生時陽得陰明

木通

二十九

自系善忘曰今人不忘防己字内藿邪以防己字澀養
自系為禍曰去惡歟
張隱菴曰防己木通皆屬空通蔓草防己取用在
下之根以其性自下而上行內而外木通取用在
上之莖以其性自上而下行外而內此根稍升降
定不易之理以人用之主利小便須先小便之利
爲必上而後下外而後內也
白芷氣味辛溫無毒主治女人漏下赤白血閉陰腫
寒熱頭風侵目淚出長肌膚潤澤顏色可作面脂

釋名白茝虈音囂徐鍇[illegible][illegible]根幹為芷則白芷
之義取乎此也王安石字說云茝香可以養鼻又
可養體故字從茝茝音怡養也許慎說文云晉
謂之囂齊謂之茝楚謂之蘺又謂之葯生於下澤
芬芳與蘭同德故騷人以蘭茝為詠而本草有芳
香澤芬之名古人謂之香白芷云辛氣味秋氣也
溫木氣春氣也男女得土之中皆具五色以承
以太陽大氣合五行之氣運轉畔土之中水承化
為五色合陽氣運轉表裏左右承佗佗於裏表之右

白芷

辛

女人為帶下見赤白之分赤帶似紅水滯於土中偏裏之右漏下有赤帶白水偏裏之右漏下為白帶五色帶下皆然也名帶無所不降土中之水帶於裏之右失陽氣運行互於表之左滯右而回帶以觀滯字之文心中可慨然悟矣女人情志多偏陽氣不多浮偏右在裏之水降內滯失陽氣運行而漏下為帶白芷上之於下浮氣味苦香解化陰土浮中之陽陰靈秋金之氣收藏陽氣內藏戊土藏中帶偏於外在裏無色生水經陰含英太過太陽內氣

而在頭面爲痛爲瘍隨其所著白芷氣味辛溫主
女人漏下赤白土之陰濕失太陽大氣內
溫而守土中血氣之陰內閉前陰亦失陽化而經
以白芷秋令氣味外和陽氣內收陰土得溫而熱
以芬芳之氣化陰土之濕開血氣內閉之陰前陰
得之陽化而腫痛須曰血閉陰腫寒熱風陽氣穴
陽氣浮外頭部之陰內滯而頭痛頭滯之以侵目
竅而爲淚出以白芷秋金氣味收浮外之陽內藏
戌土於中頭部之陰得陽溫通外氣浮以而頭痛

白芷　三十一

目淚出已曰邪風侵目淚出肌肉屬土土得火生
火即陽氣亦陽氣而痿肌肉得生肉中水氣循陰
氣而見皮膚而皮膚及面顏潤澤曰長肌膚潤澤
顏色白芷芬芳故膩以芷研極故末如粉洗面時
以此粉擦之久久面顏細膩如脂曰可以面脂
苦參氣味苦寒無毒主治心腹結氣癥瘕積聚黃疸
溺有餘瀝逐水除癰腫補中明目止淚
苦稟夏令木火之味主降氣陽氣寧之而稟冬之令寧之水
之氣主堅固氣陽氣使土生威緩土氣中必火氣也[illegible]

復黃疸腸痔陰來復戊土產中而陰血
之氣內結為癥陰水之氣內結為瘕乎陰積聚矣
之以苦寒稟木火之苦味下降乎陽稟寒水之降
氣外固乎陽來復戊土產中而偏於表血之陰以
陽內運而癥解水之陰以陽內運而瘕解於積聚
乃
之陰陽內運皆解曰苦參氣味苦寒無毒主治心
腹結氣癥瘕積聚陽氣不來復戊土產中土失水
榮而為黃疸陽氣來復戊土產中水土之陰以陽
氣溫子辰左運土以水榮而黃自解曰黃疸陽氣

苦參

三十二

氣未復戌土從中裹之陽衰溺以餘瀝不淨爲陽
氣未復裹之陰爲陽助溺以自出餘瀝曰溺有餘
瀝陽氣未復戌土從中土中之水爲陽遏之而以
壅塞之陰爲陽氣鬱遏務之壅腫之陰自除曰遏水
除癃瘥中土之陰純火不生火陽氣也陽氣未復
土爲火生曰福中目爲陽而開爲陰而明陽氣未
復戌土從中陰爲陽生陽氣於子辰左開陽氣上
開於目陽爲陰生而目明左目裹則餘之水爲陽
遏以餘水自不爲癥曰最目經上卷之冊

水萍氣味辛寒無毒主暴熱身癢下水氣勝酒長鬚髮主消渴久服輕身

浮萍叢叢池澤中水上甚多季春始生或云楊花所化一葉經宿即生數葉葉下有微鬚即其根也一種背面皆綠一種面綠背紫赤若血者謂之紫背浮萍入藥爲良七月采之甚佳辛稟秋金之味主外收乎陽寒稟冬令寒水之陰主外固乎陽陽氣至冬令收藏之時忽而暴浮於表爲其水氣內滯肌表求通乎外不得陽氣內揚達於毛竅而多暴

熱搔癢，以水萍辛寒稟秋收冬藏之陰氣外固于陽，使肌表之水氣得陽而揚外通毛竅，乎之水合陽氣內藏而下行外出，冬令之氣候無偏，身熱搔癢自除。

曰：水萍草味辛寒無毒，主治暴熱身癢，下水氣活性辛熱，其葉以秋收冬藏之陰氣外固，陽氣內藏，上升之氣，性屬陰，陽氣下降內藏，曰勝酒人之鬚髮，如草木之葉，以陽氣內藏戊土，藏中土之水陰，以陽內生草木根核暢茂於下，而葉陰陽氣液於上，從子辰之左上升於表，氣機蕃暢茂於外而榮曰長鬚髮。爲木毋吾藏陰津土内之陰液不左外上溢於口左外之陽氣從右降下交乎陰而胃土乾燥渴飲主秋收冬藏之陰氣外固乎陽氣内藏戊土藏中以生乎陰陽氣内藏上之燥解陰以陽生而上溢胃土以潤消渴自已曰主消渴陽氣内藏不失乎常體之陰以陽柔乎身自輕曰久服輕身。

世傳宋時東京開河掘得石碑梵書大篆一詩無能曉者真人林靈素逐字辨譯乃是治中風方名去

水萍

三十四

癱瘓四肢麻痺也
四肢手足也

風丹也詩云天生靈草無根榦不在山間不在岸
如因飛絮逐東風汎梗青〻飄水面神仙一味去
沈疴采时須在七月半選甚癱風与大風些小微
風都不算豆淋酒化服三丸鐵幞頭上也出汗
法以紫背浮萍晒乾為細末煉蜜和丸彈子大每
服一粒以豆淋酒化下治左癱右瘓三十六種風
偏正頭風口眼喎斜大風癩風一切無名風及脚
氣并打撲傷折及胎孕有傷服過百粒即為全人
此方後人易名學鐸鎚總事之冊

顆音課又音款

款冬花 氣味辛溫無毒主治欬逆上氣善喘喉痹諸驚癇寒熱邪氣

釋名款凍 郭璞名顆凍 時珍曰按述征記云洛水至歲末凝厚時款冬生於草冰之中則顆凍之名以此而得後人訛為款冬即款凍爾款者至也至冬而花也以辛稟秋金下降之味溫稟春木上升之氣寒水之陰久藏而上為痰飲阻礙氣道欬逆上氣急喘以款冬至稟秋金下降之味降而上寒水之陰稟春生之陽氣而溫戌土之陰寒水陰降氣

款冬花　三十五

道中痰飲不生呼吸升降〻氣毋阻陽氣從戌土
從中毋偏乎〻氣不欬不逆不喘曰款冬〻者〻氣味辛
溫毋毒主治欬逆上氣善喘喉痺天〻並〻氣滿降
天氣降痰飲每降乎〻痰從口吐出自不閉塞喉間
曰喉痺諸〻辯〻驚是午火〻〻陽失交水〻〻陰濟〻
也驚癇寒〻冬〻氣也熱〻夏〻氣也辯而驚癇〻〻病是冬〻
今寒〻氣偏下夏今熱氣偏上左土午火〻〻陽失左
下交水〻〻陰上濟致時〻而神驚以款冬〻〻禀秋
金〻味下降乎陽儀〻氣〻緣陽〻氣上升乎〻燥午吹

〻〻陽明燥金〻〻陰〻氣降內虛戌土虛中
冬〻寒〻氣自不偏下夏熱〻〻氣自不偏上驚痼
已曰洪驚痼寒熱邪氣
厚朴氣味苦溫無毒主治中風傷寒頭痛寒熱驚悸
氣血痹死肌去三蟲
釋名烈朴時珍曰其木質朴而皮厚味辛烈而色
紫赤故名厚朴烈朴之名昔稟夏令火味濕稟春
令木氣中化以續風陽氣也傷損也寒冬〻氣也以
陽氣浮半裏上不內虛半裏下戌土虛中外之冬

厚朴　三十六

令空氣損去之陽浮半裏外皮熱頭部之陰失陽
氣內虛土濕之陰而頭痛陽氣之浮外皮熱土虛之
陰內空以厚朴苦味降之陽氣內濕戌土之陰陽
浮外皮熱之陽氣內虛外虛朱冬之令氣候無偏陽
內虛頭部陰得陽溫而痛解陽內虛冬之令空之水之
氣不偏於內夏令熱之陽氣不偏於外曰厚朴氣
味苦溫無毒主治中風傷寒頭痛寒熱陽氣浮外
午火之陽失其水陰之濕則神驚裏之水陰失陽氣
內濕而心悸得陽氣傳由生機而續驚悸除血驚悸得陽

氣内藏赤土味苦血液隨闔藏裏曰氣血痹以陽
氣内藏肌肉之腠以太陽生而内活曰死肌去
藏也三指三陽之氣也節炎陽氣溫養肌肉動不
安或就陽氣外浮泛口上逆陽氣内藏土藏以溫
而節内伏則安觀手之節如冬之令天時氣暖于土内
則穴之蚯蚓可出冬之令外之氣穴之陽氣藏於裏蚯蚓
不可出竅乎此肌去也曰去三蟲

卮子氣味苦寒無毒主治五内邪氣胃中熱氣面赤
酒皰皶鼻白癩赤癩瘡瘍

釋名木丹越桃史記貨殖傳云巵茜千石与
千戶侯等言獲利溥也入藥用山巵子方書所謂
越桃也時珍曰巵酒器也巵子象之故名俗作梔
苦禀夏之令火味主降手之陽宮之禀冬之令水氣主瀉手之
陽五土教也内指戊土内瀉之陽也秉倘也戊土
瀉中陽氣偏於胃土戊土也戊土中陽氣不清而
作熱陽氣浮於逆上而面赤以巵子苦味降逆上
之陽以冬之令寒水之降瀉固陽氣内瀉戊土瀉中
生人身根核之陰伏地角緒出東垂之逆爲樞宮之宮

[illegible]臟[illegible]陽[illegible]胃土熱之氣內降清降而不[illegible]
面色不赤。曰卮子。之氣味苦寒。主治五內邪氣。胃中熱氣。面
赤酒皰也。皶紅暈似瘡浮起。其面鼻為皶。俗語之粉刺鼻
屬肺部。肺居金畏火。治之之法。性氣熱。胃中熱氣失清陰之
制
辛熱出外。肺金之氣受火制之。致面鼻紅暈似瘡浮起而
為皶。自鼻。以卮子苦寒降胃中熱氣。固逆上之陽氣內藏戊土。肺金得
清。面鼻紅暈或泡可除。曰酒皰皶鼻。白。金色赤失色。少陽氣也。陽明燥
金之陽氣不降。土之陰液不升。皮膚不潤如癩。或白或赤。以卮子苦味降
天之陽氣。寒水之陰。以固天之陽氣。陽內藏戊土。戊中土之陰液外運皮膚

卮子

三十八

何謂白赤之癜可知。曰白癜，赤癜。瘡瘍外患，皆屬火熱之陽氣

經外逆也。水之降氣滯於肌表，不内藏，不外運也。百瘡百瘍以屬

苦寒之氣味下降，至陰寒水之降，外固陽氣，内藏戊土，藏中肌表肉

滯之水降，陽氣運行，而瘡瘍可知，曰瘡瘍。

枳實　氣味苦寒無毒，主治大風在皮膚中，如麻豆苦痒，

除寒熱結，止痢，長肌肉，利五藏，益氣。

釋名：子名枳實，未經名枳殼。時珍曰：枳乃木名，從只，諧聲。

實乃其子，故名枳實。愚思子字能指實内之仁也，如果字。

栗子、榧子、松子、梨子之類，皆曰子也。枳實即實也。實，枳殼

詩小雅君子實維秉心塞淵也舊說江南為橘江北為枳周禮亦云橘踰

淮而化為枳今江南枳橘皆有之江北有枳無橘此是別一種非

關變易也又云枳實有傾墻倒壁之能無稽臆說未可信也

苦稟夏令火味主降天氣陽宣稟冬令水氣主從天之陽太偏也凡

陽氣也苦詩痛詩癢也痒同瘍創也陽氣降液藏居皮膚

中天氣陽氣降液外不生於毛竅間不藏於戊土體中土氣寅

天氣降液從陽氣往來表裏結於皮膚之中周身如疥豆大之創

又癢又痛以枳實苦味下降天氣陽氣之水之陰外固天陽枳實苦

味臭氣形圓能化降土得陰圓轉土中水氣合內從之陽氣運

枳實

三十九

以表裏濕偏用剛柔之劑可解。曰：積寒氣味辛下穴之毒毒主治

大腸在皮膚中，如癰疽毒瘡，脾土氣實，陽氣浮則不能內

瘡而寒水之降氣結內為寒，陽之氣結外為熱，以積寒臭無所閉

先濕陰土氣實，土氣疏通，手之陽氣去瘡於土，外之熱解土

以陽濕內之濕之解。曰：陰寒熱結，土得陽氣疏通，利下之陰

以陽氣內運而出氣。曰：止二冷，土氣疏通，陽氣內瘡土之降得

陽衰。曰：長肌肉，五指土之變也。脾土得積寒氣味臭無所處土

氣疏通，陽氣內瘡，土得火生，金得土生，水得金生，木得水生

火得木生。五臟之氣更相益養。曰：利五臟之氣益之冊

檗木氣味苦寒無毒主治五藏腸胃中結熱黃疸腸痔止洩利女子漏下赤白陰傷蝕瘡

釋名黃檗 時珍曰檗木名義未詳本經言檗木及根不言檗皮豈古時木與皮通用乎俗作黃柏者省寫之謬也檗稟夏令之火味下降于陽宮稟冬令之寒水之陰外固于陽內藏戊土藏中五藏指戊土藏也腸暢也胃戊土也戊土藏中之陰得陽氣內藏戊土之陰總統暢以達表戊土中結熱于陽氣不能內藏戊土藏中戊土之陰不能得陽氣外榮戊土之表而黃色外現為疸以黃檗之苦味降于陽氣稟冬令寒水之陰

陰則濁

外周陽氣內藏戊土，藏中其偏，而戊土之陰激以陽氣運以戊土之表，土得水榮而黃色自鮮。曰榮木氣、陳卷、寧毒、主治五藏腸胃中結熱。熱疽痔隱瘡也。陽氣不內藏戊土，藏中腸外間之水陰下陷肛旁絡之中，為隱瘡。以陽氣內藏腸外間之水運以表裏，自不下陷而隱瘡可解。曰腸痔，陽氣不內藏戊土藏中，漏下之水陰得陽生氣，又得甘味內堅之，陰自不漏下。曰泄利，戊土藏中水陰失陽氣內運左行之水陰偏右，女子患漏下赤白。下部陰濕之濁，失陽氣內化而為陰濕敗瘡。以黃檗苦之氣味，外周陽氣內藏土中，除去之陰而化濁，內堅未陷之陰而休斜外周陰堅之水陰自不漏下而赤白除。堅陰之氣以陽為運。除敗瘡在肌，曰女子漏下赤

自序傷寒雜病亦愛吾齋隨筆

山茱萸。氣味酸平無毒。主治心下邪氣寒熱，溫中，逐寒濕痹，去三蟲。久服輕身。

釋名：蜀酸棗。本經名肉棗。時珍曰：本經一名蜀酸棗，今人呼為肉棗，皆象形也。發稟春令之生之木味，而稟秋令之收之金氣，火化指火化之下，亦稱偏也。氣陽氣亦火化之下，而生之陽氣偏伏底下之陰突濕而亦偏外之陽氣，不內收而濕戊土陰化為毒，以山茱萸之酸斂而收之陽氣陰化土中。內為毒，令其偏於裏而不浮外之陽氣，得而收秋金之平氣，和陽氣下降於表令其偏於表而熱。火化之陽氣得秋金之陰，外固陽氣內藏而戊土得濕為毒之陽

山茱萸　四十一

不浮於表而熱。曰山茱萸氣味酸平無毒。主治心下邪氣寒熱。溫中。酸斂偏於陽氣。而收而苗春。戊土得陽明燥金之氣。得陽明運。閉塞不通之除。自從乎表。和陽氣外開者寒熱而痹自通。邪氣寒濕痹者痹也。三三陽也。三陽之氣去痹戊土痹中。中得陽氣溫養而散出於裏。陽氣出之而痹戊土痹中。不失乎常。謂之除。得陽明運。而身輕健。曰去三蟲。久服輕身。

吳茱萸氣味辛溫有小毒。主治溫中下氣。止痛。除濕血痹。逐風邪。開腠理。欬逆寒熱。

藏器曰。茱萸南北總名。以吳地為好。所以有吳之名也。時珍曰。茱萸二字義未詳。君思茱萸作字生義。謂赤味辛烈。其臭臊也。其味

威烈凡苦辛平毒為吳茱萸之節，頃欬卽降，如日之太陽

氣照之，降霧之氣，頃欬消除，吳茱萸命名之義也，辛熏秋金

之味，主降，濕熏春木之氣，主濕，有小毒，毒能之氣味，偏於辛辣兼

苦，亦原文祇言辛溫，不言辣，不言苦，因人身陰陽之氣合下切降陰之

氣，四時運轉左右，時降內外，四時寒熱溫涼平和，不能無偏，偏於春秋二時之

氣，內外不寒不熱，古人云春秋多佳日，秋令之時，亦不之陽降，陰氣與逆而勝至

手能速降，以茱萸威烈氣味降逆上之陽，降須臾則降，其犯秋金內收之陽氣

春令之時，陽降逆者，得此亦須臾下降，其犯春時內濕陽升之氣，如不得其

降，記陽氣為之暴損，故大聖人經文祇言氣味辛溫有小毒，不言辣苦

內指裏，外指表，春秋之時表裏降陽之氣，外不寒不熱，內亦不寒不熱

吳茱萸

四十二

中土不濕夫之降氣不下降外收而濕土之降氣以中失陽氣內濕不通雷痛陽氣不內收至中降濕之氣不降血也之降閉塞以茱萸吳萸熏秋收之金氣斂陽氣內收內濕中土之陰中土濕天之降氣清降上中不通之陰得陽則通降濕之氣得陽則除血包內閉之陰得陽則開用吳茱萸氣味辛溫以熏脂濕中下氣以痛除濕血瘀凡陽氣和陽氣偏外不內濕中土之陰腠理開而不開以吳茱萸熏秋收之金氣斂浮外陽氣內收並偏於外陽氣內濕中土腠理陰開因汗而和開腠理陽不內收文札之陰不內收至氣亦可為痰為飲阻礙呼吸升降而認若中土不濕而寒陽氣偏外而熱以茱萸秋收之金氣斂陽氣內濕中土[illegible]濕[illegible]阻礙[illegible]

子丑寅中之陽不能得太陰大之氣逆子辰之水
左開中水之闔陽明主氣上浮以極此左
主表下丑土之水陰不能得太陰大之氣運丑
土之水氣也午水循環[illegible]
表裏之陰陽之而復降居主表中陰陽之
而燥陽陰之氣不歸會中土而手足逆冷
至肘膝，法主不治，大聖人觀此天地之陰
以吳茱萸陽大辛大溫之味威烈合其義
辛溫佐土陽以止治而上温陽陰內
入參甘寒大棗甘平和中土之陰氣
以腎土陰中之陽以溫四末，降陰之氣
運以表裏[illegible]
之陰陽[illegible]
中土陰陽之理[illegible]

陰不守吾壽，陰不藏吾壽藏，陰隨筆

陽修圓，日仲聖用吳茱萸遵本經，而少陰病吐利，手足厥冷，煩躁欲死者，吳茱

而主之。言子半午未經不從而不宗少陰之經，皆本陽明以穀以資生而復歸

會於中土，若陰陽之氣不歸中土，則上吐下利，陰陽之氣不歸中土，則下燥煩，

中土之氣內絕，則四肢逆冷而至肘膝，法主不治。仲聖取吳茱萸大辛大溫之

威烈，佐人參之沖和，以安中氣，姜棗之和胃，以行四末，斯則吐利止而煩躁去，四逆復溫也。

杏仁　氣味甘苦溫冷利，有小毒。主治欬逆上氣雷鳴，

喉痹，下氣，產乳，金瘡，寒心奔豚。

凡桃杏諸花皆五出，若六出必雙仁，為其反常，故有毒也。湯泡去皮尖，雙仁者去之。

杏仁

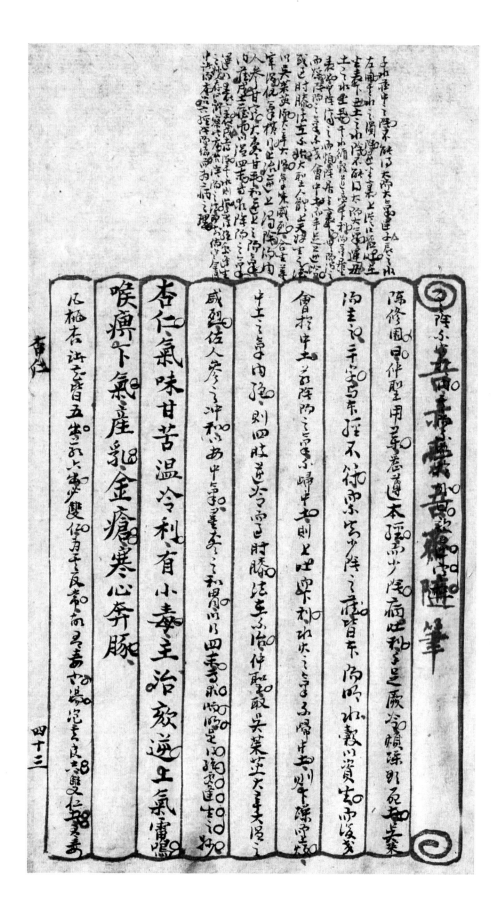

四十二

為用其味，主緩。若火味，主降。從木氣，主內。從土在之陰，冷利滋潤之意也。上之

陽氣不降，取水之陰，氣以降氣。君餘於此，使是火水降，左氣道中之文之火燥者

黏痰格激，嚮音若雷鳴，以杏仁之甘味，主緩肺金，受火諸制，以苦味降者

阻碍呼吸升降而致逆上之氣為黏痰

上之陽氣，以溫和滋潤之氣，雲活氣道中黏痰，滯於外，吐黏痰吐出氣道

中外降氣，利水之陰，和陽氣內旋，其備寒飲，已氣道中升降之氣，其黏痰

致阻雷鳴之聲，為已見者，仁氣味和溫冷和，為其毒，主治欬逆氣，雷鳴喉

在下氣，主降胸高內氣道中之痰，從內塞道下降之氣，喉中氣內，以杏仁苦味

降其上之氣，以溫和冷和之氣，雲活氣道中黏痰，滯於外，吐黏痰吐出之

氣下降之，因自然，且喉痹，下氣，產婦乳中，續囊，因東不至之，用仁甘沒肺

竹葉乳續害之冊

易之言降，杏仁不偏露盛温，是得陰陽之氣，[illegible]表則風[illegible]

象刀斧所傷之瘡，以肺金清降，而合内藏，而肌肉生瘡，以自愈而生

瘡。於指示以之降也。猶火藏之陽也。火藏之陽氣不足於下，故

之陰由下來也。以杏仁之氣味降而上之陽内藏，成土藏中陽疏之

以之降而降，因心[illegible]腸

陳修園曰：凡杏皆治風寒之證，若勞傷欬嗽之人服之必死。時

醫昧其產於山陰，其味純甘而性不熱，純甘與杏仁之苦味大相懸甚，若降

之功徒存其說以為害，甘以進氣，降之反為害甚矣，可不慎哉

烏梅

烏梅，氣味酸温平濇，無毒。主治下氣，除熱煩滿，安心

四十四

止肢體痛，偏枯不仁，死肌，去青黑痣，蝕惡肉。

附考曰：梅古文作槑，象子在木上之形。梅乃杏類，故反杏為槑。書家訛為甘木，後作梅，從每，諧聲也。或云：梅者媒也，媒合眾味，故《書》云：若作和羹，爾惟鹽梅。宗奭曰：食梅則津泄者，水生木也。津液外泄，已無則傷腎，齒乃骨之餘，腎屬水，外為齒故也。

味酸，稟木氣而曲直作酸。物生根核之時，而梅獨先春於十月孕之，實於三月之氣，而全秋之氣，味酸澀，禾木之餘。而實先熟於夏，故其氣味平而兼濇，下降也，氣陰氣也。除熱煩滿，主治逆上陽氣之下降，作生，繼土載，此之安，偏者衰而

無陽春木升發無瘕得陽隨四維陰因陽運而藏己心
火藏在午溫土藏也土藏之陰因陽氣內藏陰因陽生而安
土之陰因陽氣而肢體痛已曰烏梅烏梅氣味酸溫平清無毒
主治下氣除熱煩滿安心止肢體痛偏枯不仁老木土濕之陽氣也
凡偏枯之病或左或右偏於左者左半肢體失去之陽氣陰
液子辰卯左半表裏肢體而枯也偏於右者右半肢體失
秋之陽氣陰液午辰內右半表裏肢體而枯也以烏梅酸
氣味酸斂陽氣陰液子辰外左半表裏肢體之闔而左半肢肌
內不死以平濇之氣酸斂陽氣陰液午辰內右半表裏

烏梅

四十五

肢節之間，而右手肢肌肉不仁，曰偏枯，亦似夫腑梅毒之氣。

黄梅節時多雨，而梅毒得寒，而生斑點，夜生黴點，以梅毒蘊滯

洗之，其黴即除，何也？梅節多雨，潮濕之氣，以蒸鬱其氣。

凡用物而濕之，即生黴點，人之皮膚生毒至瘡疾，以梅毒

洗之，其瘡即除。凡發濕味濃之氣多鬱，以潮濕蒸鬱

之氣，而發濕味濃之氣，及暢達而不鬱，故不生黴點。去瘡洗衣

皆此理也。故瘡生毒肉，以梅肉貼之，或以梅肉多脆研末敷之。

其毒肉不如潮濕蒸鬱之氣而生，得梅之發濕味濃之肌肉

中之氣暢達不鬱，而毒氣即除害，結毒專治梅毒之仙

此篇在原的次誤當在前

犀角。氣味苦酸鹹寒無毒。主治百毒蠱疰邪鬼瘴氣。殺鉤吻鴆羽蛇毒。除邪。不迷惑魘寐。久服輕身。

陳修園曰。今人取治血證。與經旨不合。時珍曰。犀角。犀之精靈所聚。足陽明藥也。胃為水穀之海。飲食藥物必先受之。故犀角能解一切諸毒。五藏六府皆稟氣於胃。凡邪熱毒。必先干之。故犀角能療諸血及驚狂斑痘之證。抱朴子云。犀食百草之毒及眾木之棘。所以能解毒。凡蠱毒之鄉。有飲食。以此角攪之。有毒則生白沫。無毒則否。以之煮毒藥。則無復毒勢也。北戶錄云。凡中毒箭

嶠音轎

以犀角刺瘡中，立愈。由犀食百毒棘刺也。昔温嶠至武昌牛渚磯，下多怪物。嶠然犀角照之，而水族見形。淮南子云：犀角置穴，狐不敢歸。以犀之精靈辟邪不惑，於此益可見矣。

苦，火味，主降。酸，木味，屬歛。木之陽氣屈曲內藏，成土產也。生根核之味，主收。鹹，竅水味，主藏。斂固陽氣於水中，以生之於百穀之實。象一陽入二陰中也。毒者，害也。蠱疰，腹中蟲病也。在下之陰失陽氣內化而為病生，鬼陰氣也。痹，偏曲也，無痛也。陽氣循行無降之

發味苦鹹味屬陰苦歸陰固氣陽氣下降鬱斂也
從戊土從中以生乎土降陽陽出自不為害偏害於下陽
氣歸固於中生於水之陰乎水之陰精陽陽內生陰精又
生乎陽氣陰子辰左脇者表下之陰陽乎陽化木從根核
之陰陽陽左者也都病不害偏裏之陰陽陽正之乎息自
除陽氣亡也如亦為厥熱之病陽犀角苦降發收鹹寒
固陽氣內從戊土從中乎陽自不偏亂亦為厥熱之病也
凡犀角氣味苦酸鹹寒無毒主治百毒蠱疰邪鬼瘴氣
鈎吻吻口邊也弘景曰言乎入口則鈎人喉及口邊也或言

犀角

四十七

鴆音沈 ⿰云鳥音運

吻當作挽字。牽挽人腸而絶之也。鉤吻辛溫大毒
毒。時珍曰：其性大熱。本草毒二字，皆云大毒。獨
變文大毒之毒，可見其毒之異常也。其大毒毒字如語
其大毒熱也。以其大寒而偏熱黏口，鉤喉之性可見矣。
鴆鳥。一名⿰云鳥。郭璞云：鴆大如鵰，長頸赤喙，食蛇。說文：
廣雅、淮南子皆以鴆為⿰云鳥日。或廣人亦名⿰云鳥日。毛羣
味苦大毒。入五臟，即爛殺人。以犀角之大寒，其大
熱之性，即克之。曰殺鉤吻、鴆羽、蛇毒、蠱鬼、夢驚也。
陽氣偏外，陰失陽俯，蠱疏附絡，神魂無據而惑。

陽辟于角，靈發斂收，鹹寒。隨固畢陽氣內藏戌土藏中。不偏於外。陽氣內藏戌土藏中。陰得陽明，而神志。不亂氣，不迷。不惑，陰得陽生。陽氣從子辰左開。陽得陰明，體之陰得陽氣之體，輕健日除，邪不迷惑魘寐。久服輕身。

麢羊。角氣味鹹寒，無毒。主治明目，益氣起陰，去惡血注下，辟蠱毒。惡鬼不祥。常不魘寐。

說文。大羊而細角。玉篇。麢羊也。角入藥。爾雅釋獸。麢，大羊。注。似羊而大。角圓而銳。好

麢羊角

四十八

山崖間。襄宇志。安南。高石山中。出羚羊一角
極堅。能碎金石。韻會。麢角有圓蹙繞文。夜
則懸角木上以防患。王安石字說云。鹿則比類
而環角外向以自防。麢則獨棲懸角木上以
遠害。可謂靈也。故字從鹿從靈省文。後人作羚
鹹。水味。寒。水氣。陽氣上開於目。失陰液益助而明。
陰氣。失陽溫之而上乘。陽氣偏半裏上下。玄氣
時令陽氣不內屬戊土。屬中。以麢羊角。鹹寒
氣味。同陽氣內屬戊土寒坤。以畢兵之土。周冊陽氣

衡蓋藏聲吾華釋隨筆。以陽生陰，氣固不偏

於裏，陰文以陽運，從子辰中左開，陽以陰助，而

目明於上，陽以陰助，而氣益於表，陰以陽和而生

起目。麢羊角氣味鹹寒無毒，主治明目，益氣起陰

以麢羊角鹹寒氣味，固陽氣內藏，而陰土孫中之

惡血注下，自從裏之血，陰以陽運行，不因惡血

下注。曰去惡血注下。陽氣內藏，戌土藏中，半裏下

木藏根核之陰，以陽氣溫養無偏，而左足之疾病

不生。曰辟蠱毒惡鬼。陰氣甚也，以陽氣內藏戌土

麢羊角

四十九

從中。陰宅之陰。陽陽宅從生運以之。陰陽宅不偏於

裏。自不為忌。而為吉祥。陽宅內從戌土從中。不失之

者。雖日々夢每不離由寐日。忌鬼。不祥。常不魘寐

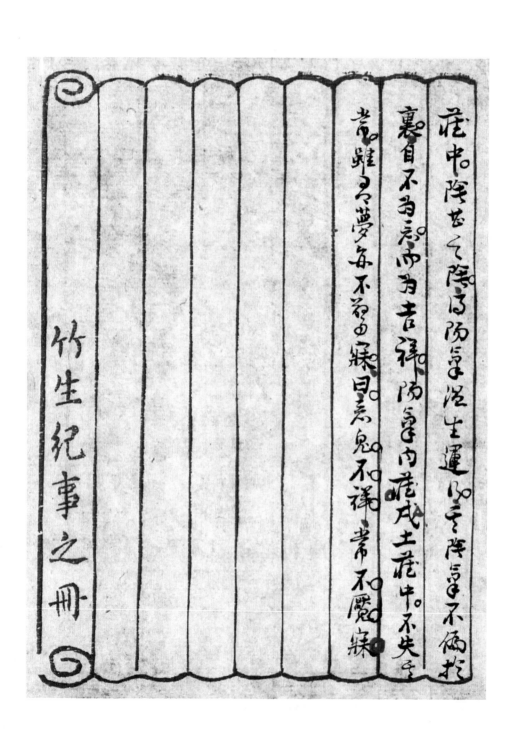

竹生紀事之冊

神農本草經指歸卷四　隨筆

中品

鹿茸。氣味甘溫無毒。主治漏下惡血。寒熱。驚癇。益氣。強志。生齒。不老。

釋名。斑龍。爾雅釋獸。鹿。牡曰麚。牝曰麀。其子曰麛。其跡速。絕有力曰麙。宗奭曰。茸最難得不破及不出卻血者。蓋其力盡在血中故也。當以如紫茄者爲上。名茄子茸。取之難得耳。然亦大嫩。血氣未具。其實少力。堅者又太老。惟長四五寸。形如分

鹿茸　一

歧馬鞍端如瑪瑙紅玉破之肌如朽木者乃茸最善
人每將麋角偽之不可不察按鮮氏稗記疏云鹿是
山獸屬陽情淫而游山夏至得陰氣解角從陽退
之象麋是澤獸屬陰情淫而游澤冬至得陽
氣而解角從陰退之象也甘土味溫木氣主中陽
氣不足之陽土絡中之血失所氣左運生系漏下而消
系血以鹿茸味甘性溫培乎土氣溫乎木之妻氣
運陽土絡中之血從左生系血得陽氣左運生系
其陽自不漏下為系血白鹿茸得氣肆甘溫之其用主捷

漏下惡血寒熱驚癇陰氣偏內而表熱

熱陽氣也陽失安於之陰生寒則時時驚而為癇以

鹿茸氣味甘溫內溫土德之陽氣不足土德之陰得陽

溫之生木德根荄之陰生寒于陽之陽氣內德裹之陰溫

而寒已外之陽德而熱已時時驚癇亦已曰寒熱驚癇

陽氣內德而陰土之德得陽益之而志彊陰得陽生而

外開之陽得陰益之而志彊齒為骨之餘骨屬水生

水為陰陽氣內德陰得陽裹而齒生陽得陰裹而面形不老

曰益氣強志生齒不老

鹿茸　二

鱉甲。氣味鹹平無毒。主治心腹癥瘕堅積寒熱。
去痞疾瘜肉陰蝕痔核惡肉。
釋名。團魚。說文。甲蟲。玉篇。龜屬。一名神守。一名河
伯從事。陸佃云。魚滿三千六百。則蛟龍引之而飛。
納鱉守之則免。故鱉名神守。埤雅。鱉以眼聽。穹
脊連脇。水居陸生。爾雅翼。鱉卵生形圓。脊穹四
週。又有肉裙。易說卦。離為鱉為蟹為龜。以其骨在
外肉在內也。鹹水味平秋金。以火藏也。腹凌也。癥瘕
腹中結病也。火藏之病。寒熱循而華復發。痞腹中之

胱音尤贅也腫也

陰失其運不[illegible]其結隱氣結爲癥瘕堅結之癥

以鼈甲鹹平氣味和陽氣其偏逐於火莊來復腹中腹中

陰得陽氣之結可消堅積不散之處得陽氣日日開達通之

主心腹癥瘕堅積之陰不散曰鼈甲氣味鹹平也

寒熱心腹癥瘕堅積寒熱不腹中結病而爲疾也火莊之

陽氣偏可以內守外熱陽氣來復腹中陰得陽運以

內溫外守之結疾即除曰守熱去痞疾鼻肬曰瘜肉

不治之瘜菌鼻通息不從息息交從心心之火莊

陽氣偏可裏之陰熱而鼻竅中生肉乃瘜菌得火莊

鼈甲 三

中陽氣後足地氣滬外天氣清降之瘜肉如菌乃天清日朗之菌自枯而除陰蝕敗瘡隱瘡水結為核惡肉以鼈甲炙研細末外敷瘡口乃火症陽氣未復陰乃陽氣水氣涼以敗瘡水結為核惡肉悉解曰瘜肉陰蝕痔核惡肉

白殭蠶氣味鹹辛平無毒主治小兒驚癇夜啼去三蟲滅黑䵟令人面色好男子陰癢病

釋名自死者名白殭蠶俗作蚕字者非矣蚕音腆蚯蚓之名也蠶病風死其色自白故曰白殭蠶殭

蠶要乎柔曰殭蠶者蠶藂房隆者蠶藂云溫食而不飲三
眠三起二十七日而老自卵而出為蚴自蚴蛻而
為蠶蠶蛹而繭繭而蛹蛹而蛾蛾而卵卵而復蚴蚴崇
病白蠶蟲之死三番惟頭番殭蠶最佳鹹味辛平
秋金平收之氣也小兒驚癇驚居午火之隅氣失
其水之陰精濇正而時時驚癇夜為陰陰氣居於
下藏於下下之陰失所通而後痛多啼以白殭蠶
之鹹味水氣生濟午火之隅以秋金辛平之氣上
圓陰氣下降内藏戊土藏中無係乎驚己土之陰

白殭蠶　四

乃陽動而後痛已。驚癇夜啼自解矣。白殭蠶氣味
鹹辛平無毒。主治小兒驚癇夜啼。三三陽也。三陽
陽氣。蠶成土產中秋，乃陽氣退養而始見。去三
蠶黑毛而生氣。陽氣居上，失降洩之而然，致而生至
氣。乃水之降生也。火之陽下降，降乃陽然，陽乃降
然。而上黑蠶降之矣。而色白美矣。白鹹黑，野冷，人而色
好。蠶搦也。辛水氣生皮中，則乃其搦使人撩其之
而搦出也。除其之水除，乃陽氣而產成，土產中秋
水之降。乃陽氣退藏而藏，其復之。蠶能解風，男子陰

癢瘖赤愛吾齋隨筆

蚱蟬。氣味鹹甘寒無毒。主治小兒驚癇夜啼。癲病寒熱。

釋名蜩。蚱。音窄。蟬聲也。蜩。音調也。揚子方言。楚謂之蜩。大戴禮。蟬飲而不食。酉陽雜俎。蟬未蛻時名復育。時珍曰。按王充論衡云。蠐螬化復育。復育拆背出而為蟬。復育。其育於腹也。蟬。其變化相禪也。古人用蚱蟬。今人用蟬蛻。其性。各相近。鹹。水味。甘。土味。寒。冬氣。平。火之所失矣。水之之降[illegible]之氣所

蚱蟬　五

則驚。小兒之陽氣易浮易驚。戊土之陰。失陽氣温通。夜間復痛。多啼哭。以蚱蟬蛻鹹味之水氣。上滋更陽。以甘味和陽氣。從戊土從中。以冬令之寒氣。固陽於裏。其備於表。陽氣從於土。降從陽通。陽氣衛於水中。降從陽生。驚痛夜啼自解。因蚱蟬氣味鹹甘寒無毒。主治小兒驚癇夜啼。多熱為癲。熱為心熱。心從之陽氣。不內從土水之中。因熱笑失常。顛倒錯亂。乃內寒外熱。以蚱蟬蛻之鹹味。衛陽氣於水中。以生其陽。以生血味和。胃書肉並從。掬生甲

主骨節疼痛攣躄痿筆偏於表使內滯

所以癥病自愈曰癥病所以也

石膏氣味辛微寒無毒主治中風寒熱心下逆氣驚

喘口乾舌焦不能息腹中堅痛除邪鬼產乳金瘡

釋名細理石時珍曰其文理細密故名細理石辛

稟秋金之味也微寒者謂石膏稟土之幽微處之

陰氣結成其氣能上濟火從中陰氣下降內成

土從中無偏於表作熱氣所以石膏之氣味微所以也

患讀心乃風陽氣也所以謂陽氣偏表而裏之降所以

也。其治節氣偏于裏表上几無也，乃節氣偏于裏表上無也。不降，而裏之降氣失溫，心指火證也。火證之節氣偏盛于裏表上不降，而溫遏失，在下亥水之疾，生燥，其神驚，肺失清降，而氣喘，而陽氣逆上，無在下土之陰津生潤其口舌，而口乾舌焦。陽氣偏于裏表上，不能從心內息，戌土藏中，腹中陰失陽運，而陰氣堅結不通，作痛。陽氣偏于裏表上，熱盛。裏之陰失陽明，有譫語，如見鬼狀，以在膏秋金之陳。

下降其陽，以六六水勝精生氣，緩外圍火證，半陽氣。內

藏堅土藏中息自香裏實陰液熱陽氣下降內藏戊土
藏中自不逆於心下肺氣清降陽氣內藏自不饑
喘陽氣內藏土之陰液得陽生之其口不乾其舌
亦潤而焦色自退腹中陰得陽運堅結之陰得陽
通之而不痛裏表之陰得陽明表之陽以降明自無
見鬼之譫語曰石膏氣味辛寒無毒主治中風
寒熱心下逆氣驚喘口乾舌焦不能息腹中堅痛
除邪鬼產婦之乳稟胃中水穀之精氣化而為乳
陰氣備于裏表以水穀氣化其乳不出以陰氣為

石膏 七

莽 俗作莽

痿。自思飲食。胃中得水穀之氣化。化之精華自化為氣。內則囊中。曰癰。刀斧所傷之瘡。口則所畢而癒。而肌肉生。肺金清降。外之皮膚則清而結痂。金瘡自愈。曰金瘡。

白微。氣味苦鹹平無毒。主治暴中風。身熱肢滿。忽忽不知人。狂惑。邪氣寒熱酸疼。溫瘧洗洗。發作有時。

釋名。薇草。又名春草。又名莃。時珍曰。微。細也。其根細而白也。按爾雅。薇。春草也。薇莃音相近。則白微又莃音之轉也。別錄以莃為續莽草之名。謬矣。葎草。

夏令炎味苦降甚陽燥氣。熾盛今水氣。以衛其陽
氣。乎稟秋金之氣。主收其陽氣半。讀作[illegible]。凡陽氣
也。分屈伸也。乃陽氣屈伸於表。而暴浮其分熱。陽
氣屈伸於表。而暴浮。肢體之陰。失其陽運。而降氣
思潛於裏。陽氣浮何。而陽氣思潛於表。陽失陰明。
陰失陽明。不知人[illegible]。或失陰明。不能審[illegible]失之地
而狂。陽失陰涵。而神志惑亂。以白清苦味。降于陽
氣。以水之鹹味。衛于陽氣。內藏水中。以秋金之氣。
外收于陽氣。內固戊土藏中。陽內固。不屈伸於表

白薇　八

而化熱。肢體之陰乃陽內運乎陰，而發於裏。陽氣
內固。乎陽而發於表。陰乃陽明。明出人。躁陽乃陰
明。明霸乃失之地。陽乃陰陰消神清而不成。日白然。
氣味苦鹹平無毒。主治暴中風身熱。狂渴悶汗不
出人。狂惑形氣穴熱。語陽氣備脈。而裏之陰氣備
而。而表熱裏之陰氣。閉塞不通。而用名發痰表之
陽氣備外。陵唇於表。而熱。洪之其。語乎熱如熱酒
滌乎形。熱化時。每在未卯酉戌之辰與熱。而熱甚。
何也。平人陽氣生作辰。生天經陰當下降。陽升陰降

裏表上下俱收，燥濕寒熱雜感，上膈之氣，天氣清降。

其味甘，甘屬土而燥，司濕熱，其質乎土時也。以白術苦味

降其陽，以鹹其陰，味內斂乎陰，以秋金之氣收

陽氣內藏，陽內藏。裏之陰，以陽濕而寒之，已表之陰

以降清，而熱已降。以陽出而後疾已。陽氣內藏而

陵虐於表而熱已。陽藏則如熱而除之，去已。陽內

藏，不得從心熱，曰耶，氣實熱發，而後治瘧法從其心

去此。

白頭翁

白頭翁。氣味苦溫，無毒。主治溫瘧，猖狂，寒熱，癥瘕積

九

鬱瘀氣血。止腹痛。療金瘡。

釋名。野丈人。本經。名胡王使者。別錄名奈何草。弘景曰。處處有之。近根處有白茸。狀似白頭老翁。故以為名。時珍曰。丈人胡使奈何。皆狀老翁之意。

稟夏令火味。主降。溫稟春令木氣。主升。狂躁也。猖狂。驚駭妄行也。陽氣偏勝。肌膚而為溫瘧熱甚。時昏驚駭妄行。以白頭翁之苦味降于陽。以溫之春木之氣。浮之上。辰友遏。陰氣乃苦味降之。内蘊陰氣不偏。偏則發癥瘕。凝聚而血瘀。苦散陽以降

[illegible]神赤箭錄曰。[illegible]白氣。味苦溫無毒

主治溫瘧猖狂。宕語陰氣偏裏。熱語陽氣偏表。表

之陰失于陽運。結而為癥瘕積聚。陽氣內藏積聚

之陰。以陽運行。曰鬼。曰宕熱。癥瘕積聚。陽內藏水

泉之陰。以陽流通。而壓氣濁。血之陰積。以陽通之。

而腹痛。止金瘡之血。以陽氣內藏。成土藏中而肌

肉生。生瘡口合。曰壓氣。通血。止腹痛。瘡生瘡。

秦皮。氣味苦微寒無毒。主治風寒濕痹洗洗寒氣除熱

目中青翳白膜。久服頭不白。輕身。

秦皮

十

釋名。梣皮。时珍曰。秦皮。本作梣皮。其木小而岑高。故因以为名。苦。稟夏令火味。主降泄。寒。稟冬令幽寒々水之陰。主固陽氣内蘊。風陽氣也。寒陰氣也。洗々。水滌之也。除。除去也。陽氣備外出泄。寒水温之陰氣閉塞不以分屬。時々如寒水滌之。此陽氣不去。蘊於裏。裏々陰失温。以秦皮苦味降備外之陽氣。以出泄寒々水之陰。陰氣外固。陽氣内蘊。戊土蘊中。要使陽氣備外。陽内蘊出泄寒之陰得温。不寒水温之陰得陽氣運行。不閉塞於裏。分屬不時々如

寒水藤示為陽毒去鮭陰義。算之也除曰。秦皮曰

味苦微寒無毒。主治風寒濕痺。洗洗寒氣除熱。青

木色也。翳。目障也。人之至(陰)白膜。則是極處之膜包

之。其膜形如玻璃。是五藏之精上氣以養之。以太

陽目光明之。木藏之陰精。以陽氣內藏。其青色之

陰精亦藏陽氣備則。木藏之陰精滯於上而為瞖。

滯目膜之裏。不運。而為青翳。以秦皮苦味降之。寒

水之陰固之。太陽大氣、內藏戌土藏中、陰精上升、

其翳、以陽運發內障目光之青翳、可緩緩磨之消

秦皮　十一

螫音釋

説文蟲行毒也

去曰目中赤瞖白膜。陽氣日日出時旺之不失其常水之陰精得陽氣生之其髮不白多髓之陰得陽氣之其多强健日久服郊不白輕名

天蛇毒瘡似癩非癩天蛇乃草間黃蜘蛛也人被其螫爲露所濡乃生此疾以秦皮煮汁一斗飲之即瘥寇宗奭本草方

皁莢氣味辛鹹溫有小毒主治風痺死肌邪氣風頭淚出利九竅殺精物

釋名皁角時珍曰莢之生樹身結者廣志謂之雞栖

子具長夜謌為舞舞隨聲之懸刀蘇恭曰此
物有三種猪牙皂角莢最下其形曲戾薄惡全無
滋潤洗垢不去其尺二者粗大長虛而無潤若
長六七寸圓厚節促直者皮薄多肉味濃大好辛
稟秋金之味主收鹹稟冬令寒水之氣主藏溫稟
春令木氣主外昇小毒謂其性偏於去垢滌痰涎
也風陽氣也陽氣偏外痰涎偏內而陰濕之氣閉
塞於裏以皂莢秋金氣味外收其陽氣以冬令寒
水之陰外固其陽氣內藏以春令之木氣生升其

皂莢　十二

春升之陽氣從子辰左開陽內應戌土應中而陰溼之氣不閉塞於裏痰涎外則氣閉自開曰皂莢氣味辛鹹溫有小毒主治風痺陽不內應戌土應中肌肉不生之肌氣所陽氣備外為風鼓動於上水之陰氣不鼓動於上而兩目時見淚出陽氣備外九竅之陰不利陽氣以辛味收之空水之陰固之陽氣內應戌土應中肌肉以生之肌即活瘀部之陰以陽運則不為目淚九竅之陰以陽內運又以木應之春氣從子辰左升繞竅之陰皆外陰藏

之氣並胃精微從太陽經太陰至劑下之氣陰甚之陰乃
陽克之亦能曰疏肌邪氣風邪淚出利九竅殺精
物。
欬逆上氣涶泻不乃以皂莢丸用皂莢炙去皮子
研末蜜丸梧子大每服一丸棗膏湯下日三夜一
服 仲祖方
訶黎勒氣味苦温無毒主治冷氣心腹脹滿下食
釋名訶子時珍曰訶黎勒梵言天上持來也頌曰
今嶺南皆有之廣州最盛樹似木槵花白子形似

尼子橄欖青黄色皮肉相兼七八月實熟時采六路者佳嶺南異物志云廣州法性寺有四五十株子極小而味不濇皆是六路每歲州貢只以此寺者寺有古井木根蘸水水味不鹹每子熟時有佳客至則院僧煎湯以延之其法用新摘訶子五枚甘草一寸破之汲井水同煎色若新茶今其寺謂之乾明古寺尚在舊木猶有六七株南海風俗尚貴此湯然煎之不必盡如昔時之法也訶子未熟時風飄墮者謂之隨風子暴乾收之益小者佳其彼

人尤珍貴之訶黎勒氣味苦温無毒令火味主降氣
陽氣温稟無毒令木氣主升氣陽氣無毒毒語苦温
升降之氣無偏也令陰氣也陽氣偏外不降裏之
陰氣不浮子辰之左温升陰氣水氣也水之陰氣
不得陽氣内運水之陰不能浮子辰左長氣水滯
於腹裏而心腹脹滿不能下食以訶黎勒之苦味
降氣陽氣内藏戊土藏中以温升之木氣浮子辰
左長腹中之陰得陽氣運行於左心腹脹滿解自
能下食曰訶黎勒氣味苦温無毒主治冷氣心腹

訶黎勒　十四

肫滋下食

頌曰訶黎勒主痢唐本草今載張仲景治氣利〻

方思〻此說神農本草經未出乃後人編本草經

時遺脱也後議之謂此是唐本草出仲聖言氣利

二字謂陽氣利於表而利於裏下部時〻下氣下

泄並無垢滑下者此謂之氣利也以訶黎勒苦味

降氣陽氣達裏以澀升之氣助氣陽氣達降氣於

表表裏通轉氣和自無氣利於下綱目載在下品

今移入中品　竹生紀事之冊

瓜蒂氣味苦寒有毒主治大水身面四肢浮腫下水殺蠱毒欬逆上氣及食諸瓜果病在胃腹中皆吐下之本經上品今移在中品

釋名瓜丁千金名苦丁香皆象形也宗奭曰此甜瓜蒂也瓜甜蒂苦曾明辨之苦稟炎令火味主降之陽氣之稟金令之水之陰氣外固之陽氣內從戊土從中見毒其謂偏於苦之下降也太偏也分中陰液失太陽大氣運轉表裏之陰液滯於皮裏即化為水致徧身面目四肢浮腫之水壬從戊土

之下而逆於皮裏陽氣偏上火來復戊土居中後
中之熱共陽氣混養而為蠱害以瓜蒂之苦味降
偏上之陽氣以定水之陰外固陽氣內居戊土居
中陽內居肺金得混天氣清降而滯皮裏之水下
以得戊土中內居之太陽大氣運以仍為陰液合
陽氣循以表裏表於水無滯於經即消腹中之熱陽
氣混養火為蠱害曰瓜蒂氣味苦寒主治大
水身面四肢浮腫下水殺蠱毒陽氣偏上與水之
陰氣偏於上滯半表之半裏中結為痰涎阻礙呼吸开

降[illegible]之氣[illegible]非下陷或飲食瓜果之寒涼病

水陷上滯胃中，下滯腹中。在胸中之水宜從口吐，在腹中之水宜從下泄。以瓜蒂之苦味降偏上之陽氣，以守水之陰，外固陽氣內闔戌土，闔中亥水之陰。每隨陽氣內闔於裏，氣逆中之水已成痰涎，得內闔之陽氣運之從口吐出，未成痰涎之水仍為陰液，合陽氣運行上之，氣利欬逆自已。在胸中之水偶蓄為涎，不能為液，得內闔之陽氣運之，亦從口吐出，未成痰涎之水仍為陰液，合陽氣運行

瓜蒂　十六

上之氣利欬逆自已左胸中之水停蓄為涎不能
為液以内灌之陽氣運之奈從口吐出左復中停
蓄之水不能為液以陽氣内運從穀道下泄胃後
中液以氣利則安曰欬逆上氣及食訖不暴病至
胃後中皆吐下之
赤小豆氣味甘酸平無毒主治下水腫排膿(癰)腫膿血
釋名赤豆甘稟中央土味主緩酸稟東方生之木
氣主升平稟秋金之氣主收無毒者得其五味五
性之偏也土氣虛不能治肺獨專為逐氣攝所為

睡[illegible]屈也之酸味達木
發根核之陰氣浮于辰左升以秋金之氣收聚陽
氣內發戊土發中以生其土氣土氣得陽味通水
氣下以亦偏於外而經以養生之木氣內達根核
之水氣陰浮子辰左以水氣冰通表裏而經自正
水氣壅塞內中失陽運之而經得陽發戊土發中
內中壅塞之陰開通痲經亦足水氣壅滯為脹而
血之陰毋滯得陽氣內運發戊土發中土氣味通
壅滯之陰及血之滯毋再通而亦內塞曰赤小豆

赤小豆

十七

氣味甘酸平無毒主治下水腫排癰腫膿血

赤小豆乃鄉間之極小紅豆菜舖中所買之赤小豆乃相思子也

大豆黃卷氣味甘平無毒主治濕痺筋攣膝痛

釋名豆檗弘景曰黑大豆為檗芽生五寸長便乾之名為黃卷甘稟中央土味主緩土之氣平稟秋金之氣主收聚陽氣無毒謂性味無偏也濕水之氣也痺閉塞不通也陽氣偏所不內應戌土應中土中之水除失陽氣偏通集而閉塞黃卷長發居脾中

中陽氣不足爲筋拘攣膝伸也者屈伸也痛者通也陽氣不內藏戌土藏中膝間之陰失陽氣通之屈伸之氣不利而痛以大豆黃卷之甘味內緩土氣以秋金之氣收聚偏於陽內藏戌土藏中陽內藏水得陽運土氣疏通而關開土得陽氣温養而筋不拘攣膝間之陰得陽通之屈伸氣利不痛曰

大豆黃卷氣味甘平無毒主治濕痹筋攣膝痛

秦椒氣味辛温有毒主治除風邪氣温中去寒痹堅髮齒明目久服輕身好顔色耐老增壽通神

釋名檓大椒也郭注云今椒樹叢生實大者名為檓宗奭曰秦地所產者故言秦椒亦爲蜀椒皺紋色鮮赤為高異也然秦地亦有蜀椒時珍曰秦椒花椒也始產於秦今處處可種最易蕃衍秦椒固無分及蜀椒目光黑也辛稟秋金之味主收聚偏外之陽氣內藏濕稟春木之陽氣主濕升偏內之陰氣外開果毒調氣味偏於辛溫也風陽氣也邪氣溫陽氣偏外而戌土亦溫土中水氣閉塞於裏而為寒痹以秦椒作辛溫微苦偏外之陽氣去痹

戊土德中藏吾性德隨之本德根核之陰氣合
內德之陽氣從子辰左旋温生于表陽氣德于陽
氣不偏於外土中之陰得陽氣温通水之陰氣不
閉塞於裏曰秦椒氣味辛温有毒主治除風邪氣
温中去寒痹髮齒皆稟水德之陰而生陽氣內德
戊土德中水德之陰得陽氣温生蒸運陰氣至时
髮齒皆固目得陽而開得陰而明陰氣涵陽而開
兩目光明曰堅髮齒明目陽氣內德不失其常水
之陰得陽助外榮于表火之陽得陰助內榮于裏

秦椒　十九

天久經健面部顏色光潤而皆覺其形陰陽之氣表
裏相生而先天時而人之壽增腎水之陰上升心
火之陽下降水火既濟而氣而神明通日久服輕
久好顏色耐老抵毒通神○
蜀椒氣味辛溫有毒主治邪氣欬逆溫中逐骨節皮
膚死肌寒熱痹痛下氣久服頭不白輕身增年
釋名巴椒巴蜀地也辛熏秋金之味主收斂偏於
之陽氣而成溫熏毒木之陽氣主溫壯偏用之注
氣純而有毒溫氣味偏於辛溫也邪氣諸偏之氣偏

於外也陽氣偏著蒸隨陰土偏於外氣陰液留
滯半裏土氣並逆中阻礙呼吸升降不利而欬逆陽
氣偏外中土不溫水氣留滯皆從皮膚開發陽運
之生之其肌蒸死裏陰失陽溫之而寒表陽失陰
固之而熱陽氣偏表裏陰閉塞不通而痛以蜀椒
之辛味收聚偏外之陽氣內藏戊土藏中以椒之
性溫內達木藏根核之陰氣合內藏之陽氣溫子
辰左開溫生半表陽氣藏偏外亥水之陰合藏氣
疾驅土氣逆中得陽運之溫口吐出氣道利欬逆

蜀椒

二十

自己陽内在中土以温之陽氣逐骨節皮膚間之水氣流行肌肉之陰以陽氣生之血脈流通而肌内活裏陰以陽温乎寒表陽以陰固不熱在裏閉塞之陰以陽通之不痛曰蜀椒氣味辛温有毒主治邪氣欬逆温中逐骨節皮膚死肌寒熱痹痛下氣諸底下之陰以陽氣内在戊土在中陰以陽氣温生土運不失其常頭髮不白肢體之陰以陽柔之而身輕健陰陽之氣表裏於生不失其時而人之壽永曰下氣久服頭不白輕身增年

冊

黰音頻
玉篇百合蒜也

按[illegible]除浮腫脹滿利小便蘇恭

百合氣味甘平無毒主治邪氣腹脹心痛利大小便
補中益氣

釋名䪥甘稟中央土味主緩土氣平稟秋金之氣
主收聚偏於陽氣邪偏也心土虛也陽氣偏於不
來復腹中後中陰氣不能營于辰左衰土中正氣
不足不能疏通而腹脹心痛以百合甘味緩中宮
土氣以秋金之氣收聚偏於之陽氣來復後中後
中陰以陽通陰以陽氣運陰氣左衰腹脹心痛自舒

百合　二十一

曰百合氣味甘味平無毒主治邪氣腹脹心痛大
主表也心主裏也陽氣偏外中土氣虛主裏之陰
未得陽氣外利主表主裏之陽未得陰氣內利主
裏以百合甘緩土氣以秋金之氣收偏外之陽氣
內從戊土從中運主裏之陰之表以助之陽主表
之陽之裏以助之陰之陽和利表裏土中之陰得
之陽生陰氣得陽益之陽氣得陰益之曰利大小
便補中益氣

蜚蝱氣味苦微寒有毒主治逐瘀血破血積堅痞癥

癥寒熱通利血脉及九竅　隨筆

本經中品綱目虫蜚虻今依釋名蝱虻蜚齧人之

其虻小蜚与飛同蝱虻善噉牛馬腹下之血屬陰

苦稟夏令失味主降天陽氣微宜稟幽微交宜木

之陰氣形固天陽正義者諧天能破陰中積血之

偏不血失陽氣温運而為之瘀以蝱虻之苦味降

天陽氣以幽微交宜木之陰形固陽氣而凝成土

凝中陽内凝陰土猶中瘀血而天陽運再而蝱虻

噉血之陰類攻陰土猶中之積血積血破之堅痞

蝱蟲

二十三

癥瘕之結乃太陽大氣蓋寒之表之陰干寒有熱下
結自散陰陽之氣運於表裏血脈通利九竅氣和
曰蝱部氣味苦微寒有毒主治逐瘀血破血積堅
痞癥瘕寒熱通利血脈及九竅
淮南子説山訓蝱散積血
蠐螬氣味鹹微溫有毒主治惡血血瘀痹氣破折血
在脅下堅滿痛月閉目中淫膚青翳白膜
釋名蟦蠐弘景曰大者如足大趾以背滚行時珍
曰其狀如蠶而大身短節促足長有毛生樹根及

糞土中其外黃內黑陶隱居云在上其外白內黯皆
溼地糞蓋而化宋齊丘語云蠐溼於育乎如而生
是矣久即羽化而去郭璞注爾雅云蟦蠐在糞土
中生亦與東理蟦蠐生積糞草中相合而蝤蠐桑
蠹在木中齧桑以蝎牛長角在齧桑樹其亂是蟦
蠐也頌曰今醫家與蓐歸下亂草用糞土中蟦蠐
其氣效殊遠鹹稟冬令水味鹹衡也主衛陽氣於
水中以生水陰之陽從陰稟春令木陰根核之陽
氣外出從陰之陽氣從子辰合太陽大氣左開君

毒誤偏於攻血也夫血敗血也水土位中陽氣不
足陰土經中之血失陽氣温養運以表裏上下左
右之血内滯經中而為敗血或血在陰土經中滯
而閉塞不行或傾跌血滯在脅下經中堅結不行
而作痛或婦女經血之道路失陽氣開通致
月水不應月下以以蠐螬鹹味固偏外之陽氣内
衝水位中運以敗血以甚令木位根核之陽氣升
發中内滯之瘀存以太陽之氣營少陰之樞中外
開少陽之樞之氣健運[illegible]繼事攘之瘀血自

以瘀血亦熱血積堅滿痛隔氣歸如月經道路
瘀以蠐螬鹹微溫氣味固偏行之陽氣而從戌土
從中陰經之血而運月經道路要阻于經血之陰
血
自月而下曰蠐螬氣味鹹微溫是蟲主治惡血〻
瘀痹氣破折血在脅下堅滿痛月閉淫病也目中
病木之陰液生濁淫目睛膚膜之裏外現青翳白
膜以蠐螬鹹微溫氣味本木從根核之陽氣升出
微受之陰氣流于辰合太陽大氣左升目膜之裏
之翳得陰陽氣液內運木氣條達于翳可以漸〻

消除日目中淫膚赤醫白膜
䗪蟲氣味鹹寒有毒主治心腹寒熱洗洗血積癥瘕
破堅下血閉生子大良
釋名地鼈本經土鼈別錄地蜱蟲綱目簸箕蟲衍
義蚵蚾蟲綱目過街弘景曰形扁如鼈故名土鼈
宗奭曰今人呼為簸箕蟲亦象形也時珍曰按陸
農師云䗪逢申日則過街故名過街袖珍方名蚵
蚾蟲鮑氏方名地蜱蟲鹹字稟冬令字水氣味陰
純陽于生鹹寒之性而衛獨得水之體而無生而

䗪蟅衆毒蟲蝕蠢鑄陸其義火䗪也亦謂之
土䗪也後來復也字之熱洗之謂多庸字之熱如冷水
酒多熱時如熱湯酒多火䗪之陽氣偏則不來復
後中設字之熱時如冷水酒之熱時如熱湯酒之此
血之陰積於後裏阻陽氣來復後中之血之陰失
陽運之内結爲癥瘕之塊以䗪蟲鹹字之氣味固偏
引之陽氣來復腹中裏陰因陽氣從生如冷水熱
湯酒之皆解血積之陰得來復之陽運之即散内
結癥瘕之塊得陽運之無散陽氣來復腹中堅結

䗪蟲　二五

之陰自破底下內閉之血陰得陽氣運行而合閉
子水之陰得陽生之陽氣外開得陰助之午火之
陽得陰生之陽氣內闔得陰固之表裏陰陽開闔
周遍互於生助以良曰䗪蟲氣味鹹寒有毒主治
心腹寒熱洗洗血積癥瘕破堅下血閉生子大良
露蜂房氣味甘平有毒主治驚癇瘈瘲寒熱邪氣癲
疾鬼精蠱毒腸痔火熱之良
釋名蜂腸二字出弦別錄蜂勳勳与窠同甘稟中
央土味主緩平稟秋金之氣主收有毒者謂蜂房

固章論也驚癇毒隆隨第氣失亥水之陰固
之因驚瘈瘲謂驚癇時手足之筋搐搦寒熱謂陽
氣偏外因裏陰氣寒表陽氣熱以露蜂房之甘味
緩之土氣以秋金之氣收聚偏外之陽氣內藏戌
土藏中陽內藏土藏氣濕亥水之陰得陽還之左
升午火之陽得陰和之右降因驚癇已土藏陰濕
手足之筋得陽氣溫養搐搦已陽內藏裏陰回溫
不寒表陽得清不熱曰露蜂房氣味甘平無毒主
治驚癇瘈瘲寒熱癲疾謂喜笑不常顛倒錯亂多

露蜂房　二六

毒為之癥多怒於表裏陰陽失明以癥病在裏陰

為之狂陽陰明於表裏陰陽明於裏陽氣偏

偏甚以譫言如見鬼狀裏陰偏甚以動不安而為 救

蠱毒以蜂房之甘味而緩土氣以秋金之氣收偏

外之陽氣而歸戊土歸中陽而歸陰土之陰以從

陽生以從陽明以癥病已陰以陽氣混生陰以陽

明譫言如見鬼狀以除毒以陽氣混養而安不為蠱

毒下之陰以陽氣不為肛脫而痔用之火灸為佳 透

曰邪氣癥疾見精蠱毒腸痔火熬之良

雄黄氣味苦寒平有毒主治寒熱鼠瘻惡瘡疽痔死

肌殺精物惡鬼邪氣百蟲毒勝五兵煉食之輕身神
仙
釋名黃金石唐本草名石黃熏黃吳普曰雄黃生
山陽是丹之雄所以名雄黃也恭曰出石門者名
石黃亦謂雄黃而通名黃金石石門所為劣爾惡者
名熏黃止用熏瘡疥故名之權曰雄黃金之苗也
故南方近金冶處時有之但不及西來者真好爾
宗奭曰非金苗也有金窟處無雄黃時珍曰雄黃
入點化黃金用故名黃金石非金苗也愚按雄黃

氣色如雄雞冠者真其赤呈色而堅者名金黄其
形色似真而氣臭者名臭黄不入服食入口中含
之不臭者為好苦禀夏令火味主降氣陽氣平之
禀秋冬金水之陰主收降陽氣入戌土降中其毒
者謂性味偏於降也陽氣偏外戌土陰降氣之肌
表氣無鼠指子水之陰也陽氣偏外子水之陰不
和少陽陽樞運轉去上陽氣偏上燥頸筋之陰液
結而為鼠瘻惡瘡以雄黄苦味降偏外之陽氣以
金水之陰氣外固陽氣偏降截其熱與濕惟氣陰

陰陽環不交而陽發隔不舉子水之陰以太陽
大氣並運於子辰中和少陽陽氣土樞頸筋之陰
内結以陽氣運孫既結之陰激解子为鼠瘻之氣
瘡曰雄黃氣味苦平寒有毒主治寒熱鼠瘻惡瘡
陰滯於陽以生瘡陽氣偏外陰液滯於肛旁之陽（以雄黃苦味降）
道液滯日深而成翻羽花惡候之肌氣血内陰戌土（乎陽氣以土生於下陰外固陽氣）
從中陰以陽生陰以陽運滯陽道之陰以陽氣日
日運則不失其常而肌可已翻羽之惡候可痊曰疽
疽痔而肌精物無鬼是陽氣偏外已甚陰氣偏内已

雄黃　二八

祟 神禍也師古注禍咎之徵鬼神所以示人也故从出从示

甚如鬼精忌鬼者祟以雄黃苦味降其陽氣以至
水之陰收藏陽氣入戌土藏中偏裏之陰乃陽化
之寒以精物惡鬼自畏曰殺精物忌鬼邪氣指陽
蟲之為害乃一偏火毒入三陰中陰乃偏也
氣偏則陰氣偏內蟲之偏害乃難曰邪氣百蟲毒
蚩尤以金作五兵一弓二殳三矛四戈五戟兵戎
器也五兵比蟲五土藏也謂土藏陰甚乃雄黃氣
味苦降收藏陽氣入陰土藏中陽氣內藏即能勝
乎土藏之陰曰勝五兵煉食之輕身神仙此謂陽
氣內藏土藏之中俱之蟲之絡蒸黃常變用陰乃

乎〻西風赤黍經健食其升騰陋定神仙勿以煉食〻而
求神仙切勿泥〻曰煉食〻種勿神仙

大鹽氣味甘鹹寒無毒主治腸胃結熱喘逆胷中病
令人吐

釋名鹾時珍曰鹽字象器中煎鹵之形禮記曲禮
鹽曰鹹鹾爾雅云天生曰鹵人造曰鹽許慎說文
云鹽鹹也東方謂之斥西方謂之鹵河東謂之鹹
黃帝之臣宿沙氏初煮海為鹽本經大鹽即今解
池顆鹽也別錄出食鹽今併為一甘稟中央土味

主緩乎土氣鹹寒稟冬令寒水氣味主藏陽氣戊土藏中其俠陽氣偏助腸胃淵通暢胃土之氣也陽明胃土之陽氣燥結於上而化熱腸中之氣不能通暢濁氣下行乎氣逆於胸中而作喘病令人陽氣陰液不從子辰左味以鹽之甘味內緩土氣以鹹寒氣味固偏助之陽氣內藏戊土藏中陰陽陽氣混生陰陽陽氣混運其陰合陽氣從子辰左開陽明燥結之熱陽鹹寒氣味因能腸府濁氣下行胃中之逆下降使喘病得痊經曰高者抑之

此節移在雄黃後
誤出於此

吐。洪病皆愈。大鹽味甘鹹寒無毒主治腸胃
結熱喘逆胷中病令人吐
余在揚州江都境內有村莊一農夫送雄黃數斤
其色黃而赤蹯內雜有小子色紅而明真之雄黃
辛味農人云可惜雄雉未曾覆得既覆其雌雉耳
如雄雉覆得其黃色紅赤鮮明謂之明雄雌雉之
黃其色黃而赤蹯內有小粒子此謂之雌黃余向
農人爾何以知之農人曰我父得數次今已得其
兩次一得雄黃黃色鮮紅而明明雄紀雄雌亦得

雄黃　三十

余向乎收法彼云於雌雞之窩多在小麥田中多（雄）
以竹籠瞞而覆之四圍隱以小鐵鏊挖而取之如
雉飛去乎黄叺畢天生之物總是一物制一物雉雞
蛋田中游蛇來食之雉雞有蛋在窩中覆之雌雉
來食雄雉覆之乎雌片刻不離（來）窩中雉覆之多是
黄衔之游蛇遁如雄雌撲一乎蛋坏被蛇食鄉
人見之不少余筆之以增見識
凝凝水石氣味辛寒無毒主治身熱腹中積聚邪氣
皮中如火燒煩滿水飲之久服不饑之冊

釋名白水石本經寒水石別錄凌水石別錄凌冰石鹽精石泥
精鹽枕綱目鹽根時珍曰拆片投水中与水同色
其水凝動又夏月研末煮湯入瓶倒懸井底即成
凌冰白水寒水凝水諸名生於積鹽之下而其鹽
精以下諸名石膏亦有寒水之名与此不同獨孤
滔丹房鑑源云鹽精出鹽池狀如水晶據此諸說
則凝水即鹽精石也一名泥精昔人謂之鹽枕今
人謂之鹽根生於鹵地積鹽之下精液滲入土中
年久至泉結而成石大塊有齒稜如馬牙消清瑩

凝水石　三一

如水精白玉等者皆至暑月回潤入水浸久
而化唐宋諸醫不識此石而以石膏方解石為注
誤矣今正之辛寒秉秋令之金味主收聚陽氣寒秉冬
令寒水之陰氣外固陽氣內藏戊土藏中無偏氣
屈伸也陽氣屈伸于裏表上下降而化熱陽氣偏
外不來復後中裏之陰氣積聚以潑水石之辛寒
氣味收聚外之陽氣以冬令寒水之陰氣固陽氣
內藏戊土藏中陽內藏屈伸于裏表上之熱即解
陽氣來復腹中裏伏積聚緩為陽起之世潑水

石氣辛寒無毒主絡隂腹中積聚邪偏也
屬肺金陽氣偏旺肺金之陰不能下降陽氣居中
如火內燒陽失陰和而傾陰失陽運而浮以寒水
石辛寒氣味助肺金之陰收聚陽氣下降以寒水
之陰固陽內藏土中如火燒自息陽得陰藏而傾
解陰得陽運而浮除曰邪氣土中如火燒傾浮平
時以寒水石氣味固陽氣內藏不生于常腹中陰
陽氣乏故不覺手飢日少飲之火勝不飢

瞿麥

瞿麥氣味苦寒無毒主治關格諸癃結小便不通出

三二

刺決癰腫明目去翳破胎墮子下閉血
釋名蘧麥大菊爾雅巨句麥本經大蘭別錄石竹
日華南天竺草綱目弘景曰子頗似麥故名瞿麥
時珍曰按陸佃解韓詩外傳云生於兩旁謂之瞿
此麥之穗旁生故也爾雅作蘧音其渠衢二音苦寒
夏令火味主降手少陰氣寒冬令寒水之陰主藏
手少陰氣無毒無謂氣味苦降少陰氣冬藏少陰氣無偏
又腎藏為胃土之關門格塞下陰氣偏上不降偏
別小腸膀胱二藏作水藏內壅塞毒氣於命門精神

以癃閉結在下焦陰固其裏以瞿麥之苦味
降偏上之陽氣以冬令寒水之陰固偏於下之陽氣
內藏戊土藏中水藏之陰得陽內運開天氣向內
塞之陰左行輔土之陰得陽健運而神藏內結其
裏之陰得陽通利其表曰瞿麥氣味苦寒主
治關格諸癃結小便不通決開也癃壅也翳是目
淚淤脹滯目膜之裏也陽氣內藏戊土藏中肉中
之刺得陽運之而出壅滯之水得陽運之而癰
腫自退陽氣生開於目得陽降助之而明瞑裏之翳

瞿麥 三三

内浮潤之内陽乃之之毛翳可除曰去刺決癰腫所
目去翳胎損於裏内陽掌内産已損之子即墮因
閉之之血下以曰破胎墮子下血
藁本氣味辛溫無毒主治婦人疝瘕陰中寒腫痛腹
中急除風頭痛長肌肉膚悅顏色
釋名藁茇薇蕪曰根上苗下似禾藁故名藁本本
根也時珍曰古人香料用之呼為藁本香山海經
名藁茇辛稟秋令金味主降陽寧混稟長令木氣
主肝木從根接陰傳瀉膀胱經寒邪之止小腹痛中

瘕，腹中結塊也。婦疝瘕，隨本氣根核之陰失陽氣
溼，叶左開其腹痛，水氣內結為瘕，陰中作寒而腫
痛，陽氣不來復腹中，腹中拘急不舒，陽氣偏外，頭
部之陰失陽氣內藏，溼通達上之陰，而頭痛。以藁
本之辛味，降偏上之陽氣內藏戊土，藏中溼木，藏
根核之陰。達之陰氣濟子辰中，合陽氣左開，陰得
陽通，而腹痛解。水之陰得陽氣運，以瘕結之陰可
散。陰中寒（化）陽氣溼運，以寒瘇痛皆解，腹中之陰得
陽氣溼舒，而不拘急。頭部之陰得陽氣內藏左上

藁本　三四

薚 音尋海蘿也

之陰内陽氣澀通之而頭痛已曰藁本氣味辛溫無
毒主治婦人疝瘕陰中寒痛腹中急除風頭痛
肌肉屬土皮膚屬金陽氣内藏戊土藏中肌肉之
陰内陽氣生之而肌長肺金之陰内土藏之陽生
之皮膚氣潤面顏色和曰長肌膚悅顏色
海藻氣味苦鹹寒無毒主治癭瘤結氣散頸下硬核
痛癰腫癥瘕堅氣腹中上下雷鳴下十二水腫
釋名薚又名藫玉篇名海藻又名海蘿如亂髮生
◎海水中苦稟下交合伏味生降從陽事鹹寒之稟賦之合以成

氣壽液疏四氣土四支液御陰土布氣下降陽〻氣液土由
液中堅偏也方書癭〻五內色不変為內癭筋脈
现露為筋癭筋脈交絡為血癭憂愫消長為氣癭
堅硬不移為石癭凡癭病皆係水液之陰不和少
陽〻氣土樞至頭也頭筋系氣滯其陰和〻而為
癭瘤結氣之患陽氣浮上頸下之陰失陽氣浮運
而為破核腫痛以海藻之苦味降左上陽氣以鹹
寒之氣固陽氣土水液中堅其水陰和陽氣浮子
辰左開土至頸中以和樞移之陽氣癭瘤之陰得

海藻　三五

陽氣日混之而痛可解核之硬可軟曰海藻氣
味苦鹹寒無毒主治癭瘤結氣散頸下硬核痛陰
氣壅滯於內而成癰疽陰氣堅結於中而为癥瘕
之塊腹中上下之陰不得戊土陰中陽氣表裏回
通之陰內滯後裏而雷鳴以海藻苦鹹寒氣味下
降陽氣內陷水土陰中內中壅滯之陰得陽氣以
之而壅疽自消腹中癥瘕之結得戊土陽氣自之
化之而塊可除腹中上下之陰得陽氣運轉回通
表裏雷鳴自已曰癰腫癥瘕堅氣腹中上下雷鳴

柘

下處平水發藏喜發陰陽之氣轉運以十二辰中

平之水之陰于濡肌肉之裏而有水經曰下十二水

腫。

石韋氣味辛平無毒主治勞熱邪氣五癃閉不通利

小便水道。

釋名石韀石皮弘景曰蔓延石上生葉如皮故名

石韋時珍曰柔皮曰韋韀亦皮也多生陰崖險罅

處處其葉長者近尺濶寸餘柔韌如皮背有黃毛亦

有金星其名金星草葉凌冬不凋金星草又如石韋有

石韋　三六

金畏母之金畏之之別辛稟秋令金味主收平稟秋令
金氣主降母之毒詳氣味收降陽氣母之偏也勞字象
形火炎上也熱陽氣也邪偏也五土數也癃疲也
小便半裏也火炎於上偏外化熱土瘀中陽少炎
上之火不降土瘀之陰不滋人之精神疲倦陰氣
閉塞於裏水道之陰不利半表以石膏辛平收陽炎
氣下降內瘀戌土瘀中之火自不上偏外化熱土
瘀之陰得陽游之之陰健運之之神不疲閉塞之陰
內以半裏水道之陰爲固衛半表道無氣

辛平無毒無治黃麻隨五臟開手通利小便也

已。

紫葳花氣味酸微寒無毒主治婦人產乳餘疾崩中

癥瘕血閉寒熱羸瘦養胎。

釋名凌霄時珍曰俗謂赤艷曰紫葳葳此言赤艷

故名附木而上高數丈故曰凌霄發稟春令木從

根枝生葉葉之味主斂陽氣緩緩而左葉皆空稟出

皆受水從之隨氣主固陽氣右從其毒謂葉降之

氣無偏也產乳餘疾餘殘也謂婦人乳中[illegible]七囊

囊中之殘乳小兒吮之未淨乳殘於裏而為壅腫
成癖以凌霄花酸味斂聚木從根核陽氣浮子辰
左角乃至上乳中之殘乳以出陳受容水之陰分
固陽氣而從土木從根核之陰土通於乳殘乳外
以除愈日常藏去氣味酸陳容世毒主治婦人產
乳餘疾崩毀也中指中土也中土陽氣毀傷而陰
卑
氣結腹裏為癥瘕陰土絕中之血肉閉裏之陰容
表之陽熱肌肉不生而瘀以酸味斂聚木從根核
陽氣以出陳受容傳小鮮樹固滿氣為痛癖土

陽氣溫運靈變晉齊隨復平土堅結之陰以陽
氣溫運而癥瘕留中血閉之陰以陽氣開通裏
之陰以陽溫于穴之表之陽以陰清于熱彈土之陰
內以火生肌肉爾生而于瘦日崩中癥瘕血閉
熱羸瘦陽氣內從土從胎生之陰氣以養之曰養胎
紅藍花氣味辛溫無毒主治產後血運口噤腹內惡
血不盡絞痛胎死腹中並酒煮服亦主蠱毒
釋名紅花開寶黃藍頌曰其花紅色葉頗似藍故
以藍名辛稟秋令之金味主收溫稟春令之木氣

紅藍花　三八

主升之無毒温氣味降与升之偏也口瘡癢痙產後
血下以陽氣貯上而氣降土藏中之陽氣不能上
澀於口而噤腹中惡血内滯失陽氣運動之血之
酒陰内滯而絞痛胎与血屬有形之物胎死於腹
中血亦死於腹中並以紅藍花之辛溫及紅之辛
溫辛味收陽氣下降以春令之木氣内滑達木藏
桃核之陰氣凝而成左溫升溫乃穀食壅塞而紅
藍花内和陰土血中之陽氣下降陽氣下降内藏
戊土藏中之氣所併是成戊土而氣溫暢腹内

血。不無毒。蘇頌曰唐本草陳藏器書收。陽氣內虛然後

同安不為蠱。唐曰赤主蠱毒。

聖惠方中紅藍花酒治六十二種風腹中血氣刺

痛。李時珍仲聖已申明之。同者宋開寶纔言紅藍

花治法。此書圖經本草之人之說也。今移入本經

中品

艾葉氣味苦微溫無毒。主治灸百病。可作煎。止吐血

下利。下部䘌瘡。婦人漏血。利陰氣。生肌肉。辟風寒。使

人有子。作煎勿令見風。

艾葉　　三九

釋名冰臺时珍曰王安石字説云艾可乂疾久而
彌善故字从乂陸佃埤雅云博物志言削冰令圓
舉而向日以艾承其影則得火則艾名臺苦稟夏
令火味主降乃陽氣能浮稟春令木氣能浮出能
受木能於核之陰合陽氣以子辰中左叶其毒誤
其叶降氣味之偏也灸字象形火能於下而失乎
常言病二字象形識丙火一陽之氣能入二陰中
人以其病也曰艾葉氣味苦微溫其毒主治灸百
病人多之無失陽[illegible]春[illegible]之無灸

陽氣運於上膈胃口發吐陰之氣從穀道旁下利以
艾葉苦以陽取艾之苦味降其陽氣以除濕之性
入土從中戊己木從根核之陰合陽氣從子辰中左
用于經絡中之血氣陰陽氣運脈表裏不能上吐
下利之血氣陰陽氣運以不錯從口吐之血下利
之血陽愈曰可以止吐血下利蠱瘡說下部蝕
瘡生蟲以艾葉苦除濕氣味降陽氣入土從中戊己
木從根核之陰氣合陽氣從子辰從中左用木戊己
水得陰得陽化下部瘡與蟲同解曰下部蠱瘡歸

人陰土虛中陽氣亦足之血亦固而漏下以艾葉苦微温氣味固陽氣虛戊土虛中土乃陽温陰血運以之血亦漏於下曰婦人漏血陰氣乃陽利之而肌肉生曰利陰氣生肌肉解同俱備也陽氣備於表而裏之陰定乃艾葉苦温使下而外降陽氣内虛内温土虛之陰土虛陰温使人而有子風陽氣也以艾止崩厥勿令陽氣浮外曰解風定使人君子止崩勿令見風

此條紀別錄出仍遵舊紀事之冊

艾葉搗赤爛丹毒瘴以羊皮紙搨上先執灸之
外敷艾灸之不論壯數痛者灸至不痛不痛者灸
至痛乃止其毒即散不散亦免內攻神方也

甘李根白皮氣味大寒無毒主治消渴止心煩逆奔
豚氣

李與理通甘土味也主緩土氣大偏也寒稟冬令
寒水之氣包固偏於陽氣內應戊土應中宮土水
二應之氣無偏也陽氣至冬令之時亦內應土中
若陽偏上胃土之液消耗而渴飲火無水應之氣

上濁陽降而心中心煩陽氣逆於表上剋水之陰
氣不從子辰中左行反野逆於裏土奔腹中陰火
陽通而陰氣逆以甘李根白皮甘味內緩土氣以
冬令安水之陰固倫分陽氣內壅戌土壅中生土
土水二壅之陰陽內壅水土陰液濁陽益運左升
而消渴已陽氣下降內壅戌土壅中寄心不煩腹
中氣從亥水之陰氣不土奔陰陽氣液自循經道
之脈理土從中表也日甘李根白皮氣味大寒無
毒主治消渴止心煩逆奔豚氣事之冊

白鮮根皮氣味苦寒無毒主治頭風黃疸欬逆淋瀝
女子陰中腫痛濕痹死肌不可屈伸起止行步
釋名白羶弘景曰白羊鮮地羊鮮圖經曰金雀兒
椒弘景曰俗呼為白羊鮮氣息正是羊羶故又名
白羶時珍曰鮮者羊之氣也此草根白色作羊羶
氣其子纍纍如椒故有是諸名苦稟夏令火味主降
陽氣寒稟冬令寒水陰氣外固陽氣內藏戌土藏
中甲備也陽氣備上頭部之陰失陽氣內藏上通
頭部之陰而頭痛疸字之文從日從一象一陽之

白鮮 根皮　　四二

氣浮子辰中左開陽氣偏上亥（戌）土亥水之陰失陽
氣内陰並運土水之陰浮子辰左吐土失水榮黄
色外現而為黄疸亥水之陰並土為痰飲阻礙氣
道呼吸升降而欬逆以白緑皮苦味降之陽氣以
冬令空水之陰外固陽氣内陰戌土陰中陽内陰
頭部之陰滔陽氣混通而痛解陽内陰亥水之陰
以陽生之浮子辰之左運以土滔水榮而黄解陽
内陰亥水之陰每陰陽氣内陰左上之痰滔陽運
之浮口吐出氣道降吸升降緑氣刺嘉欬逆已冊白緑

根皮苦味[illegible]寒主[illegible]其氣莫直致逆陽氣丙
癃戌土癃中土中之水失陽氣泥叶土氣而小水
淋瀝雖淨如子陰中之陰失陽氣泥運于肌經痛
肉中之陰失陽氣用通于陰閉塞如死肌肉中之
筋失陽氣泥潤安是雖以屈伸起坐步履難以
白鮮皮苦味降其陽氣以定水之陰氣外固陽氣
内癃戌土癃中陽内癃水之陰得陽氣左用水氣
土氣小水淋瀝自愈陰中之陰得陽氣左用水氣
流川于經卯运肌肉之水陰得陽氣泥運左行于

白鮮根皮　四三

痹用之肌活肉中之筋得陽氣温潤之筋自能屈伸起坐步履自如曰淋瀝如子陰中莖痛溢痹屍肌子可屈伸起止以步

白茅根氣味甘寒無毒主治勞傷虛羸補中益氣除瘀血血閉寒熱利小便

釋名根名茹根本經蘭根別錄地筋時珍曰茅葉如矛故謂之茅其根牽連故謂之茹易曰拔茅連茹是也有數種夏花者為茅秋花者為菅二物功用相近而名謂不同詩云白華菅兮白茅束兮是

也別錄云一名茅菅茹蘭茹茅根一名地菅一名
地筋而曰未用又出地筋一名菅根蓋二物之根
狀皆如筋可通名地筋千可並名菅也正之甘稟
中央土味主緩陽氣之稟冬令之水之陰主固藏
陽氣內藏戌土藏中無偏也勞火炎上也傷損也
羸瘦也土水之陰以陽以生陽氣炎上土水之陰
失陽氣內藏而生之乏陰損肌肉屬土以火以生
陽氣炎上千內藏戌土藏中土失火生而肉羸瘦
補中補中土之氣也陽氣炎上中土之陰氣失益

白茅根

四四

以白茅根甘味主緩陽氣内藏以冬令寒水之陰外固陽氣藏戊土藏中陽氣不炎於上土之陰得陽生不損於下土得火生肌肉漸長而不瘦陽氣内藏戊土之陰得陽生之而中氣受益曰白茅根氣味甘寒無毒主治勞傷虛羸補中益氣陽氣炎上陽絕中之血無依陽氣炎上而為瘀陽氣炎上而下之血陰失陽氣温運而閉塞裹之陰失陽温而寒表之陽失陰固而熱以白茅根甘寒氣味内緩土氣味内寒水伏陰中固緩陽氣内藏戊土藏中

陽中藏髮髮為血餘髮隨陰運藏不瘀於上陽內藏下之血陰得陽氣温運而不用於裏裏之陰得陽温不半表之陽得陰固不熱半裏之陰得陽通利而水道調曰除瘀血血閉半熱利小便

陳文中小兒方治痘瘡潰爛難靨不乾多年墻屋上爛茅草灰晒乾為末摻之立愈此草多受風露之氣能燥溼生肌也

黑大豆氣味甘平無毒久服令人身重主治生研塗癰腫煮汁飲殺鬼毒止痛

釋名亦俗作菽时珍曰豆亦物理論眾豆總名也篆文亦象莢生附莖下垂之形豆象子在莢中之形廣雅云大豆菽也小豆荅也角曰莢葉曰藿莖曰萁甘稟中央土味主緩陽氣平稟秋令之金氣主收聚陽氣內從戊土從中出偏也豆之體重久食之使人之身體亦重曰至大豆氣味甘平無毒久服令人身重癱陽氣偏於肉中筋脈拘急痛痹不仁而肌腫以至大豆生研敷於至甘味內緩土氣以秋令之金氣收聚偏於生陽緩氣由從戊土從中出

偏盛豆於濕者最為靡隨以氣濕養之筋氣
之脈氣運而閉開通之陰氣乎至於肉中而筋脈
自乎拘急亦乎痛痹自去痛癢而痙止曰王冶生
研塗靡痙見陰氣也毒陰氣甚也痛乎通也以黑
大豆之汁服土以甘味緩之陽以益氣收聚內固
戊土居中之偏陰以陽化陰以陽通之陰以陽氣
制之鬼毒作痛自除曰之汁飲殺鬼毒止痛
王氏農書云備穀之方見於石刻水旱蟲荒國家
代有甚以懷至豆鵪易子炊骸為民父母者乎可

黑大豆　四六

不云此法也昔晉惠帝永甯二年黄门侍郎劉景
先表奏臣遇太白山隱士傳濟饑辟穀仙方臣家
大小七十餘口更不食別物若不如斯臣一家甘
受形戮其方用黑大豆五斗淘淨蒸三遍去皮用
大麻子三斗浸一宿亦蒸三遍令口開取仁各擣
為末和擣作團如拳大入甑内蒸從戌至子時止
寅時出甑午時晒乾為末乾服之以飽為度不得
食一切物第一頓得七日不饑第二頓得四十九
日不饑第三頓得三百日不饑第四頓得卌千四

百日毒餘無子妊服綠陰鐵毒子向老少但依法
服食令人强壯容貌紅白永無憔悴口渴即研大
麻子湯飲之豬夏添潤臟腑若要垂嚥物用葵子
三合研末煎湯冷服取下柔如並色任嚥諸物並
無所損前者陸州朱頌教民用之有驗序云首尾
勒石於淳陽大別山太平興國寺

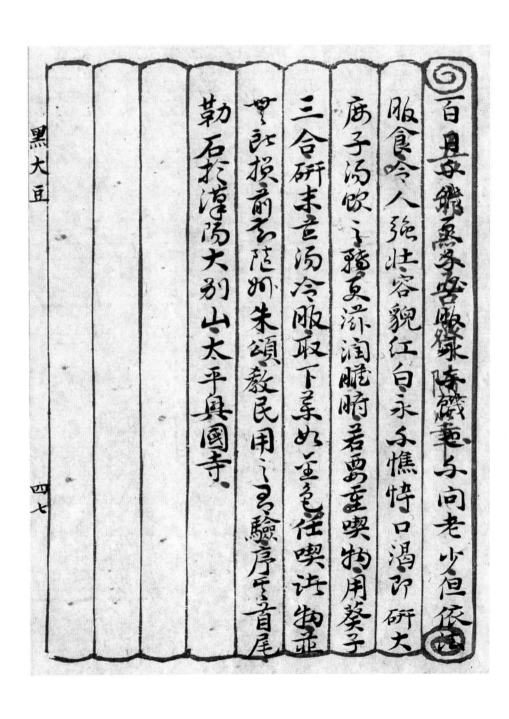

黑大豆　四七

竹生紀事之冊

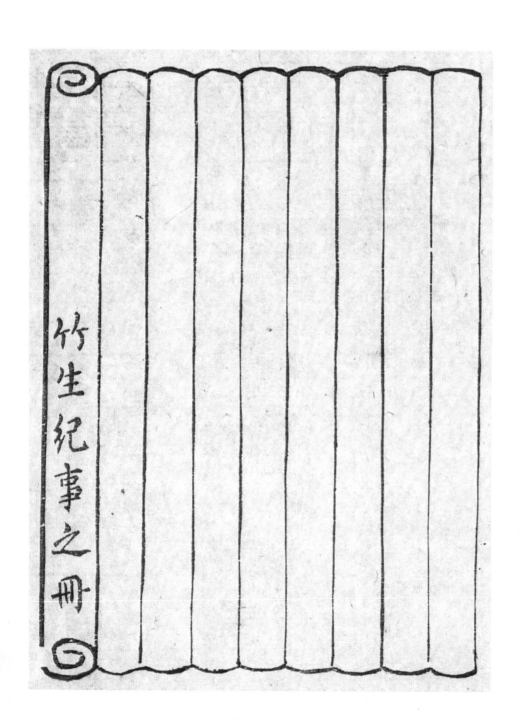

吾亦愛吾齋隨筆

於穡食穀以胲穀々氣不清胃中苦濁々氣下流

膀胱

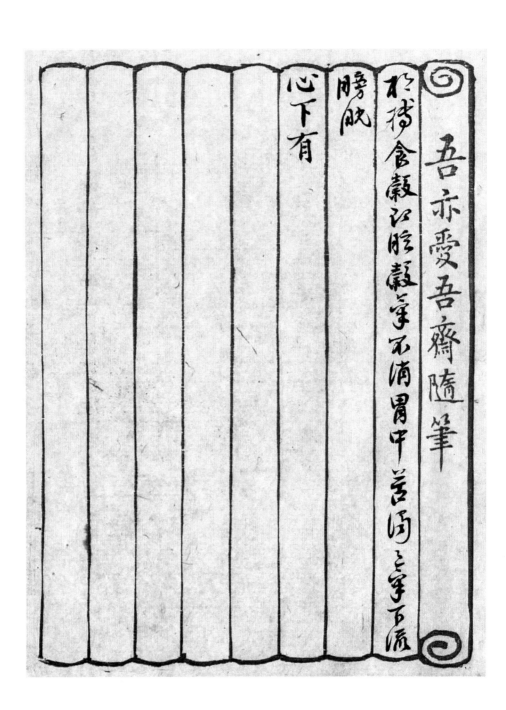

心下有

竹生紀事之冊

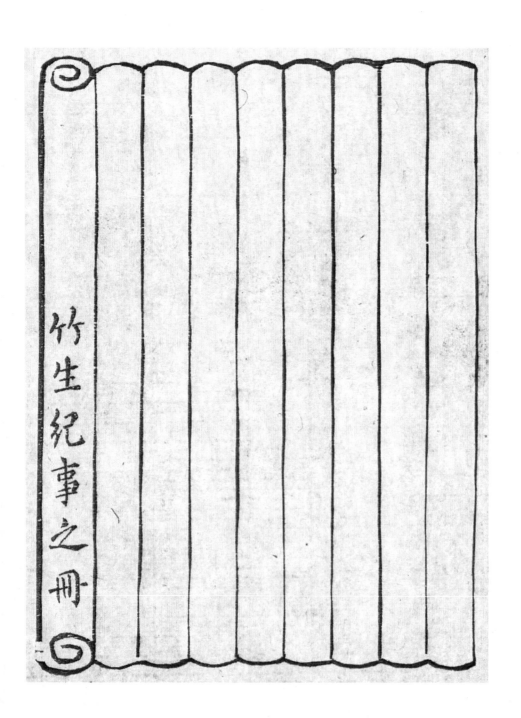

王一經 少雲

神農本草經指歸 智

神農本草經指歸目録

卷四

下品

附子　半夏　大黄　桃仁

旋覆花　桔梗　薺苨　葶藶

連翹　夏枯草　代赫石（赭）　大戟

澤漆　甘遂　芫花　商陸

常山　蜀漆　射干　藜蘆

狼牙　虎掌　敗醬　楝實
巴豆　水蛭　蜣螂　鼠婦
鈆丹　戎鹽　陸英　白斂
生梓白皮　青蒿莖葉根子　蚯蚓

吾亦愛吾齋隨筆

附子氣味辛溫有大毒主治風寒欬逆邪氣寒濕踒躄拘攣膝痛不能行步破癥堅積聚血瘕金瘡踒音倭

釋名子母名曰烏頭愚竊思附子二字夫聖人取象命名皆有至理存焉何也人身太陽大氣爲合天之太陽大氣子午二辰兩周於身四時宜溫熱涼寒適稱之氣不失其常人身陽氣運行偏右未從升裹下戊土從中生根核之陰天之太陽大氣內周午辰從升裹下戊土之陰生長物根核之陰於

下陰助陽生於卯子辰土榮於表上辰土之氣生
萬物枝葉於上人身陽氣偏右未能合天之太陽
大氣於寅子辰土榮於表發生諸病取此辛溫甘
偏之氣味內溫戌土庫中之陰之庫乃陽氣溫生
而毒偏右未庫之陽氣自然來復戌土庫中而生
於陰根核之陰乃於陽生於陰自合下之太陽大
氣依附子辰左角以榮於表故以命名附子也釋
名於母名曰烏頭陰陽於生而如烏至色度水頭
陽入陽氣內庫戌土庫中生根核之陰陽博子

辰巿中有風寒暑濕燥及陽氣藥本表釋名于此
名曰烏頭命名亦此義也〻〻〻氣稟秋令〻金味温氣〻表
令木氣内温戊土〻陰〻是〻得也〻是大毒三字謂毒
氣得太陽大氣〻偏熱也凡指偏右〻外陽氣也
寒指偏内〻陰氣也陽氣偏右〻外以陰氣偏右
〻内陽氣偏右〻外于内應戊土應中而亥水〻
陰亦不内應戊土應中之陰偏右逆上爲痰飲阻
礙氣道呼吸升降乃欬逆戊土〻陰氣寒以附子
〻辛味上固陽氣下降以附子〻温和太陽大氣

附子　二

内濕戊土之陰土之陰濕亥水之陰各虛氣逆於
上而痰嗽阻礙氣逆呼吸升降而欬氣逆已曰附子
氣味辛濕具大毒主治風寒欬逆邪偏也氣陽氣
不踒足跌也陽氣偏右之外陰濕之氣偏右之內
陰少陽通使人足如跌不能步履三陰內中之筋
少陽氣濕養而筋拘攣膝中之陰不通而痛不能
行走以附子辛味上固陽氣下降以附子之濕和
太陽大氣內濕戊土之陰土之陰濕陽氣不偏右
之外陰濕之氣通傷寒生不偏若其內而畏如踐

自愈。內寒而筋骨陽虛陰寒而筋拘攣膝中陰得之陽通而膝之痛自能以去。曰邪氣寒濕痿躄拘攣膝痛不能行步。陽氣偏右之外，腹中陰氣結塊為癥堅積聚。而散血之陰，而假陰氣內結為瘕，以附子之辛溫，內破腹中陰氣結聚，陰氣結聚得陽運之即散，血之陰亦得陽運之，瘕亦散。曰破癥堅積聚血瘕。刀斧所傷之瘡，已得陽氣內虛人之肌肉，屢去之，得火生而肌肉得之陽長，瘡口自合。曰金瘡。

大觀本草欬逆邪氣下有溫中金瘡四字今依本經溫中二字未出金瘡二字出在下陳修園曰素問論之甚詳攻邪是回生妙手後人立補養等法是模稜巧術究竟攻去邪而正氣復是攻之所以補之也附子味辛氣溫火性迅發無所不到故為回陽救逆第一品藥仲祖用之以化而不可知之之謂神且夫人之所以生者陽也亡陽則死亡字分二字一武方切音忘逃也即春秋傳出亡之義也一武夫切音無也論語亡而為有

是書南雍錄百之條隨義妄撰果大汗乎已哉
之陽如麻之辛蜀仲祖用回逆湯真武湯等法以
通之吐利厥冷為之陽如用之守將仲祖通脈四
逆湯姜附湯以救之且太陽之陽氣外浮而發熱
附子之辛温外固其陽內温戊土之陰戊土陰温
浮外之陽氣自然不偏外陽氣內藏於土外之極
自己少陰之樞之機病逆附子能使之運轉自下
而先而脈中之陰得其陽守用以通逆而厥愈合
苦甘之芍草能外補陰中之陽合苦溫之參芍而

附子　四

萬物由陽得陰而生
得陰而長得陰而收
得陰而藏果物生長
收藏得陰陽陽精運
表裏陰外上下左右四旁

澀固下焦元陽主稍之化不能變述按言直陰與
下經之說不同豈仲祖無見欲述本經草味辛澀
之大要七字仲祖即於此條出附子之大功用而
澀成土之陰從表生之陽以生草木根核之陰之
得陽生長陰又合陽氣從子衣左開以葉中表土
生萬物之枝葉內經說歛收陰之上君火主之是
也辛為西方燥金之味而辛之包固陽氣內藏成
者之陰得陽生而反潤內經說辛以潤之是
也凡物性之偏必以偏藥補經言藏膽精遊加增而大

毒畏惡毒惡毒附錄隨筆正極之辛為正極也
仲祖用附子之法具二法雜於參术甘草中雜於
地黃阿膠中如冬日可愛外補陽中陰虛也佐以
薑桂之熱佐以麻辛之雄如夏日可畏救內陰中
陽虛也用附子之辛尚有三法桂枝附子湯桂枝
附子去桂加白朮湯甘草附子湯外以辛固其陽
內以燥祛其濕也附子湯芍藥甘草附子湯外以
辛味固陽內應以濕生腎水之陰也真武白通湯通
脈四逆湯加人參猪膽汁湯取西方秋收之氣保

附子 五

後元陽以有大封大固之妙矣思於修園先生論
附子瀉心湯方云按識數句數字為一篇最妙之
文能啓人心志開人之蒙也
半夏氣味辛平有毒主治傷寒寒熱心下堅胸脹欬
逆頭眩咽喉腫痛腸鳴下氣止汗
釋名守田本經名水玉時珍曰禮記月令五月半
夏生蓋當夏之半故命名半夏也守田會義水玉
因形辛稟秋金之味主收平稟秋金之味平字訛
聚其陽凡草木之實得斂收氣者專寒而獨

半夏亦土氣即發其氣偏陰故辛辣故曰有毒也偏
損也寒之冬之氣也至冬之時寒之水之陰損去陽氣外偏
半裏下而內屬戊土屬中裏之陰失陽溫而惡寒
表之陽失陰固而發熱以半夏辛並之味外收陽
氣下降以秋金之平氣固陽氣內屬使外之寒水
陰生其損陽氣內屬生根核之陰其偏裏之陰陽
陽溫表之陽陰固外之寒熱自己曰半夏氣味
辛平有毒主治傷寒寒熱心火屬也火屬中之陽
氣偏半裏外而內屬戊土屬中混運乎陰乎陰堅

结心下陽分内應戌土應中肺金氣穴胃鬲之陰分降胃脹而氣逆作欬陽分内應陽失金之陰氣固之陽氣眩亂於上而頭暈以半夏辛平氣味降逆上之陽收聚陽氣内應戌土應中滋運乎陰乎陰自分堅結心下陽氣内應戌土以滋肺金之氣分穴胃中之陰以陽運以胃脘自解陽内應亥水之陰有應分阻礙氣者爲痰飲自分欬逆陽内應天氣清降乎頭分眩曰心下堅胃脹欬逆陽内頭眩咽因地氣滋運行水土分纏繞繞天氣摶降而

喉痹氣利不痛腸鳴也肺与大腸相表裏陽氣由
痹水濕陽氣而咽不腫肺並濕湿天氣清降而喉
間氣利不痛陽氣内痹腸外間之水濕陽氣發運
腸則於裏自不化響曰咽喉腫痛腸鳴汗上中水
氣也陽氣不内痹上之水氣存不内痹在外而為
汗陽氣下降内痹外之氣清其水之陰氣存内痹
於去不外出為汗曰下氣上汗
又曰今人以半夏功專祛痰概用半白礬煮之服
其往往致吐且致破心少食製法相沿之陋也古

半夏　七

陽氣內從戊土從中土中水氣流行氣道中陰液不流則其陰液不為痰飲阻礙呼吸而欬嗽讀者悟其陰陽運化之理自明

人只用湯洗七次去涎今人畏其麻口不敢從之蓋此藥辛平收聚陽氣內從祛痰却死者長故仲聖洪方加減俱云嘔者加半夏痰多加茯苓未聞以痰多加半夏也製半夏法以半夏洗去粗皮以生薑汁甘草水浸一日夜洗淨又用河水浸三日夜一日一換撈起蒸熟曬乾搗用隔年用之更好

大黃氣味苦寒無毒主治下瘀血血閉寒熱破癥瘕積聚留飲宿食盪滌腸胃推陳致新通利水穀調中化食安和五藏

竹生紀事之冊

戡音堪克也

釋名黄良本經名将軍陶隱居曰大黄其色黄也将軍之號當取其駿快也杲曰推陳致新戡定禍亂以致太平號以為将軍之號陳修園曰色正黄而臭香得土之正色也愚思大黄二字太謂猛也黄謂土也凡為土實之病土中之水不得周身之水即涸如土實非以猛勇氣味攻其土實不可如不急攻之水氣不得周身水涸陽無陰注陽無所依其陽即絶而不續矣以大黄急攻之土氣疏通土中水得陽得陰陽陽易所依而所以命名大黄也

苦火味主降心之炎氣主走土中陽氣偏於土中陽
氣不疏通脾胃二土絡中之血瘀滯不行血言之
陰閉塞裏心於熱與以大黃猛勇之氣味急疏之土氣
以苦味降至上之陽氣以心水之陰於固其陽氣
陽內固土氣疏瘀血行陰血得之陽運而閉開陰
土得陽溫而裏之心熱解於之熱除曰大黃之氣味
苦心無毒主治下瘀血血閉心熱陽氣內走腹中
內結之陰得陽破之而癥瘕積聚即散曰破癥瘕
積聚水之陰失於轉運留飲宿食中滿留飲宿食

之陰失其陽運達於脾胃隨之氣下不能傳導下以
大黃苦味降其陽氣以守水之陰所固陽氣內藏
留滯之飲陰得天陽運而不滯腸胃中能注之宿
食得陽傳送腐敗之濁得陽氣盪滌下出腐濁除
日逐水穀之陰得陽氣運化而致新留飲宿食推
去表裏陰陽通利水穀得天陽化中之陽氣下降
調和水穀易化陽藏不失天常土藏之氣安和曰
留飲宿食盪滌腸胃推陳致新通利水穀調中化
食安和五藏能以釋名曰黃良之名也

大黃 九

桃仁氣味苦甘平無毒。主治瘀血血閉癥瘕邪氣殺小蟲。

釋名時珍曰桃性最早花易植而子繁故字從木兆十億曰兆言其多也或云從兆諧聲也桃品甚多惟山中毛桃即爾雅所謂褫桃者小而多毛核黏味惡其仁充滿多脂可入藥用蓋外不足者内有餘也苦火味主降甘土味主緩平秋氣主收瘀血内滯血道血之陰閉塞而引其血之陰或結為癥或結為瘕陽氣偏勝陰氣偏衰以桃仁之苦味降

氣降陰氣求甘緩氣降陽以斂金之平氣外收氣
陽氣內藏戌土藏中以桃仁之脂脂陰氣也血為
陰氣也取氣脂與血之陰同類於土得陽氣內藏
合桃仁之脂潤氣瘀滯之血開氣血道之開血之
滯得陽行之血之開得陽開之司內結之癥瘕可
解陽氣不偏於外內藏於土氣斂得陽氣溫養克
之之司病曰桃仁氣味苦甘平無毒主治瘀血血閉
癥瘕邪氣殺小蟲

桃仁　十

旋覆花氣味鹹溫有小毒主治結氣脅下滿驚悸除

水去五藏間寒熱補中下氣

釋名：金沸草，爾雅：盜庚。宗奭曰：花緣繁茂，圓而覆下，故曰旋覆。時珍曰：諸名皆因花狀而命名也。爾雅云：覆，盜庚也。蓋庚者金也，謂其夏開黃花，盜竊金氣也。相傳葉上露水滴地而生。愚思旋覆花三字，旋由下旋上也，覆由上覆下也。花主散，此花之氣味能令下之氣旋上，又能令上之氣覆下。思鹹溫二字，鹹主降氣，上覆下；溫主升氣，下升上。命名旋覆花，從此取義也。本事方[illegible]

部署左脅之根由左脅隨上對右脅之根由右

上下降左脅之根氣潗作滿而具小偏取其氣浥

從下而上旋右脅之根氣潗作滿而具小偏取其

味鹹從上而下覆取其花能散其結氣其氣運行

左右上下脅之氣利其滿自除曰旋覆花氣味鹹

溫具小毒主治結氣脅下滿陽氣旋上失亥水之

陰滴之其神驚下之陰中陽虛因心悸以鹹味之

水氣和其陽因驚解以溫和之氣溫其陰因悸解

曰驚悸陽氣內藏戌土藏中水得陽氣運行而水

旋覆花　十一

除去藏也五土藏也陽氣内藏土藏中水因陽氣（戌）
而内不空陽氣内藏而外不熱陽氣内藏戌土藏
中土之陰以陽生而中以補土下之陰以生陽升
而不下陷曰除水去五藏間空熱補中下氣

桔梗氣味辛微温有小毒主治胸脅痛如刀刺腹滿
腸鳴幽幽驚恐悸氣

釋名白藥時珍曰此草之根結實而梗直故名桔
梗薺苨乃一類有甜苦二種故本經名桔梗一名
薺苨而今俗呼薺苨為甜桔梗也至別錄始出

苨隆芽希需物藥甚雜陳功用畧以別錄為是
金味主收澀木氣主升降澀者指出降變根核之
陰得陽氣纔能澀生而無偏胃屬肺之部署脅屬
少陽部異胃腸之陰失陽氣澀極肺金部異之陰
不通而痛少陽部異之陰失陽氣樞用用周之機
不利氣胃脅作痛形如刀刺以桔梗之金味收聚
陽氣內藏戌土藏中土藏陰澀肺金之陰氣澀而
胃痛能木藏根核之陰得陽氣澀生少陰之樞得
陽氣運之而陽樞之氣即利胃脅升降氣利形如

桔梗　十二

刀刺之痛皆解曰桔梗氣味辛微溫有小毒主治
胃脅痛如刀刺戊土從中之陽而復腹中之陰還
行于腸自解腸者暢也幽幽深遠也戊土中陽氣
不足腸外間之水氣不能蒸還（暢）則於裏在水內蟄
而作聲如（從之聲）在深遠之處水熱無聲陽氣內從戊土
從中腸外間之水得陽氣蒸熱而暢於裏在水
不鳴曰腹滿腸鳴幽之陽氣居午辰戌亥水之陰
滿之在神驚陽氣居午水從中陽衰在志恐在心
悸陽氣內從戊土從中生炎從之鬱達從內開闔在神

而薦苨亦解毒毒癒陶隱居書而悸曰驚恐悸氣
張元素而參經義，謂桔梗乃舟楫之藥，載諸藥而
況今人誦念在口，終身而忘，以元素杜撰之言為
是，以本經幾可廢矣，醫門豪傑之士，闡明神農之
本經，軒岐之靈素，仲祖之論畧，以千百方書皆為
糟粕，設未能也，必為方書所囿，而蒙蔽一生矣，可
畏哉。

薺苨根氣味甘寒，無毒，主治解百藥毒。

神農本經無薺苨，止有桔梗，一名薺苨，至別錄治

出薺苨蓋薺苨桔梗乃一類具甜苦二味分之釋
名杏參爾雅菧苨時珍曰薺苨多汁有濟涴之狀
故以名之濟涴濃露也其根如沙參而葉如杏故
河南人呼杏葉沙參蘇頌圖經杏參即此也俗謂
之甜桔梗爾雅云菧苨也郭璞云即薺苨也頌曰
今川蜀江浙皆有之春生苗莖葉似人參而小異
根似桔梗但無心爲異時珍曰薺苨寒而利肺甘
而解毒乃良品也而世不知用惜哉按葛洪肘後
方云一藥而兼解眾毒惟薺苨汁濃飲二升或煮

蕇音典

陰中之陽為丁火

嚼吞亦治散服苦葶藶中毒皆自解也

葶藶氣味辛寒無毒主治癥瘕積聚結氣飲食寒熱

破堅逐邪通利水道

釋名丁歷时珍曰按爾雅云蕇葶藶也郭璞註云

實葉皆似芥一名狗薺然則狗薺即是葶藶矣蓋

葶藶有甜苦二種狗芥味微甘即甜葶藶也是思

丁歷二字丁陰火也歷乙也戊土亥水中冬藏之

陽氣運豬已盡及巳火之时生葶藶之實即求釋

名丁歷想此義也辛稟秋金之味主收冬稟冬令

水氣主癥瘕病積聚謂腹中之陰失陽氣內運也陰積聚結為癥瘕之塊以葶藶之寒味收聚陽氣下降以冬令寒水之陰外固陽氣內藏戊土藏中無偏勝中積聚癥瘕之結得陽氣運行也積聚陰結即除曰葶藶氣味辛寒無毒主治癥瘕積聚結氣食入于陰長氣于陽寒陰氣也熱陽氣也陽氣偏外而裏寒表熱食入先陽氣蒸化而飲食內傷裏之陰寒表之陽熱堅積於裏及不化之食以葶藶之金味收聚之偏以寒之令經熱氣之逆外固陽氣

內黃戊土藏中土表陰獨陽不外蒸表陽乃清不熱內
食之陰乃陽氣蒸運下行而堅自破追回偏外之
陽內藏戊土藏中三焦陽氣上中下左右開通水
氣運以表裏通利曰飲食寒熱破堅逐邪通利水道
徐靈胎曰葶藶滑潤而香專瀉肺氣肺為水源故
能瀉肺即能瀉水凡積聚寒熱從水氣來者此藥
主之大黃之瀉從中焦治葶藶之瀉從上焦治故
傷寒論中承氣湯用大黃而陷胸丸用葶藶也
連翹氣味苦平無毒主治寒熱鼠瘻瘰癧癰腫惡瘡

瘿瘤結熱蠱毒

爾雅釋名連又名異翹人因名合稱連翹矣蘇恭曰其實似蓮作房翹出衆草故名宗奭曰連翹亦不翹出衆草太山山谷中甚多其子折之片片相比如翹應以此得名耳苦稟夏令火味主降手稟秋金之氣主收鼠瘻即鼠瘡也鼠字指子辰也瘰癧謂鼠瘻之瘍繞頸項累累而起其頸中之津液內結而為瘰也癰壅也氣壅液結裏而潰也如久不愈致成惡瘡瘿瘤也怟纏搏約也山嵐多瘿

飲食赤喬熱毒齊隨太陽大氣至卯時辰酉
藏戌土藏中生亥水木藏根核之陰太陽大氣至
子辰中左開至亥子之水陰亦合陽氣左開上樞
為之少陽陽氣乃亥子之水陰樞轉上運至陽乃
陰陽和凡人情志鬱結陽氣多逆於上而裹之氣
空表之氣熱裹之太陽大氣從子辰左開上樞不
足亥子之水陰未和陽氣上樞陽氣至頸失陰和
之至陽氣毎燥頸中之液而為鼠瘡瘰癧氣壅不
通頸筋之液裹結而潰久不收口而為惡瘡以連

連翹

十六

翹苦味降氣上之陽氣以秋金之平氣收聚陽氣內藏戊土藏中裏之氣從外空表之氣清外無陽氣內藏土木藏根核之陰陰以陽生至陽以升陰助而氣呈之蒸氣亥子水藏之陰合之左用少陽陽氣樞轉以陰助之和之頸中津液外交陽氣蒸燥日日陰陽開闔氣和無偏而鼠瘡瘰癧壅腫潰化外為惡瘡曰連翹氣味苦平無毒主治寒熱鼠瘻瘰癧癰腫惡瘡太陽大氣每逆於上亥子水藏之陰日少陽氣蒸氣濟以生頸癭結氣散遊留膜外

而五瘻痛頸結毒止薇銜陽以連翹苦平氣味收斂
太陽大氣內藏戊土藏中生根核之陰以和太陽
大氣從子辰蓋圓左行至水源回至瘻漱正太陽
大氣內藏戊土藏中上之結熱自解藏以陽氣溫
養之陰不偏於裏自豐蠱毒曰瘻瘤結熱蠱毒
夏枯草氣味苦辛寒無毒主治寒熱瘰癧鼠瘻頭瘡
破癥散癭結氣腳腫濕痺輕身
震亨曰此草夏至即枯蓋稟丙火純陽之氣生長
以夏至天之陰氣下降從陰而枯故有是名苦火

夏枯草　十七

味主降辛金味主收穴水氣主疏陽氣逆上裏陰
失濕而穴表陽失清而燥陽逆於上燥頸中陰液
從頸緊緊而乾子水之陰未能上和少陽陽氣而
頸中陰液裹結高腫或為鼠瘻或潰以夏枯草苦
味降逆上之陽氣以秋金之氣收聚陽氣以穴水
之氣外固陽氣內疏戊土疏中陽氣內疏裏之陰
得陽濕之氣穴表之陽得陰清之氣燥頸中之陰得
子水之陰和陽氣上樞已結之液得陽氣運化日日
子水之陰和陽氣左樞若固結其常運聚冊此結

之液金飛惡自解循隱枯草氣味苦辛寒無毒

主治寒熱瘰癧鼠瘻陽氣逆上頭部陰液結之而

為瘡以夏枯草苦味降逆上之陽至味清降其陽

寒水之氣外固半陽陽不逆於上陽氣內藏戊土

藏中以生半陰從子辰左開上極陽得陰助頭部

所結之液得陽運化而則頭瘡自愈曰頭瘡陽氣

內藏戊土藏中腹中所結之陰得半陽化而解子

水之陰得陽氣蒸運上則半水液則而頸瘻自散

所結之水氣消除曰破癥散瘻結氣陽氣逆上左

夏枯草　十八

下之水陰不行而脚腫水氣閉塞而為濕痹以陽氣內藏戊土藏中下之水以陽運行而脚腫消閉塞之陰以陽運行而濕痹解水以陽氣運行而分經曰脚腫濕痹輕分

時珍曰黎居士易簡方夏枯草治目疼用沙糖水浸一夜用取起茵服目疼愈樓全善云夏枯草治目珠疼至夜則甚者神效一男子至夜目珠疼連眉稜骨及頭半邊腫痛以夏枯草二兩香附子二兩甘草四錢為末每服壹錢半清茶調服下咽

[illegible]中[illegible]四五更[illegible]陰洪[illegible]皆是陽氣[illegible]上來

降筆之於此，余等細心察之

代赭石氣味苦寒無毒主治鬼疰賊風蠱毒殺精物

惡鬼腹中毒邪氣女子赤沃漏下。

釋名須丸別錄曰出代郡者名代赭出姑幕者名

須丸时珍曰赭赤色代即雁门也今俗呼为土朱

鐵朱管子云山上有赭石其下有鐵鐵朱之名或

緣此尔獨因其形色也苦火味主降寒水氣主疰

鬼陰氣也疰病也賊害也風陽氣也人身陽氣備

代赭石　十九

外陰氣偏內陰失陽明爲病如見鬼狀陽氣偏外
陰氣偏內爲害最大陽氣浸淫于外如爲蠱
毒以赭石苦味降于陽氣以定之水之陰外固陽氣
內應戊土應中陰乃陽明內浸陰氣不偏於表而
鬼怪之異即除陰氣不偏害於表裏最乃陽氣浸淫
于最毒而不爲蠱毒曰代赭石氣味苦寒無毒主
治鬼疰賊風蠱毒天地生萬物皆以陰陽二氣爲
主人分爲然精物忘鬼乃陰氣偏甚於表裏爲之乃
天之太陽至大至剛之生長纏繞蠱動物逆外無表之

陰直隔而黑藝物悤隱的事大且剛之陽氣完
之氣怪自無，所以赭石苦寒無偏氣味固陽氣內
藏戊土藏中，以生土水二藏之陰，氣陽氣從子辰
中左右又得水藏之陰，以生其陽，陰陽二氣明於
表裏，譏怪皆無，曰殺精物惡鬼，赤夭色也，沃桑也。
腹中陰氣偏勝，女子之血陰失陽氣助之而爲剛
運行體中上下左右，氣血性柔而漏下，以赭石苦
寒無偏氣味固陽氣內藏戊土藏中，陰氣不偏，腹裏
血之陰得氣陽助而爲剛，運行體中上下左右氣

代赭石　二十

血性不柔自不漏下曰後中毒邪寒如子赤沃漏
下仲聖代赭旋覆花湯以固所守為重用之極少
從人昧至理而重用之且頼之以鎮納諸氣皆不
曉至經義譬如小道世間皆以人之性命為重同
醫道之不明至是人人皆以人之性命為小道也
歎哉惜哉

大戟氣味苦寒有小毒主治蠱毒十二水腹滿急痛
積聚中風皮膚疼痛吐逆

釋名邛鉅郭璞注倚蕎邛鉅繆仰大戟也苗名澤漆

苦寒味主蠱毒謂大戟氣味偏
於攻水也十二水謂十二支辰中之水陰亂太陽
大氣不能運行表裏左右上下也陽氣不浮午辰
來復卯辰腹中之氣失陽氣溫養而陰氣偏甚於
裏而涸水氣聚不安而為蠱毒氣涸水失太陽大
氣運行下泄氣之腹脹滿而急痛以大戟苦味降氣
上之陽氣以定水之陰外固陽氣內藏戌土藏中
陽氣內藏涸水下泄氣得陽氣溫養土中水陰得
陽氣溫生還子辰中左開運行表裏左右上下十

大戟　二十一

二丈辰中之水運轉不得土中濁水下泄之陰不
脈滯不急痛曰大戟氣味苦寒有小毒主治蠱毒
十二水腹滿急痛太陽大氣不內應戌土應中脘
中水陰為濁積聚不行皮膚屋室之陽氣於子辰
中吐出逆於表之陽道也偏於內為火鬱受火刑
而皮膚作疼痛以大戟苦味降逆上而氣以定水
之陰於固陽氣陽內應戌土應中積聚之濁水下
小便道於之陽氣以達表皮膚之生氣不受火刑自
不作疼痛陽氣內應戌生應絕無生之母應寅

除吾恭圓學吾舜陸陰善合之亦左吐除
之氣運行表裏左右上下自不爲逆曰積聚中風
皮膚疼痛吐逆

時珍曰痰涎之爲病隨氣升降無處不到入
於心竅蒙閉陽明而爲癲癇妄言妄見入於氣道
中阻礙呼吸升降而爲欬唾稠涎喘急背冷入於
脅間則爲留伏之飲蓄聚不行而爲脅痛乾嘔寒
熱往來入於經絡則爲麻痺疼痛入於筋（間）及骨則頸
項胸背腰脅手足牽引隱痛陳無擇三因方並以

大戟　二十三

控涎丹主之頗有奇效此乃治痰之本痰之本水也濕也得氣与火凝滯而為痰為飲為涎為涕為癖大戟能泄臟腑之水痰涎甘遂能行經隧之水痰涎白芥子能散皮裏膜外之痰涎惟善用者能收奇功也

按控涎丹治痰涎留在胃鬲上下變為諸病或頸項胸背腰脅手足胯髀隱痛不可忍筋骨牽引釣痛走易及皮膚麻痺似乎癱瘓不可誤作風氣風毒及癰疽施治又治頸痛不得轉或睡中流涎或

欬唾喘息咳嗽痰甚發腫宜單某數服痰涎自出
又治兩目紅腫多淚痛不可忍服之得痰涎及水
嘔去腫痛頃刻即除洪痰尋愈紫芽大戟白甘遂
白芥子微炒各一兩為末薑汁打糊為丸梧子大
每服七丸或十餘丸以津液嚥下氣取利后服五
六十丸

澤漆氣味苦微寒無毒主治皮膚熱大腹水氣四肢
面目浮腫丈夫陰氣不足
釋名漆莖別錄曰澤漆大戟苗也苦稟夏令火味

主降微寒禀秋令冬金水之陰主收藏陽氣偏外皮膚之氣不清而作熱腹上爲大腹陽氣偏外之後腹裏土中水氣不得行水之陰逆於手足面目浮腫以澤漆苦味降偏外之陽氣以秋冬金水之陰外固陽氣內藏戊土藏中陽氣內藏自不偏外作熱大腹之裏水得陽運手足面目腫處之陰水陰陽氣運表裏水氣流行腹中手足面目之腫悉退矣曰澤漆氣味苦微寒無毒主治皮膚熱大腹水氣四肢面目浮腫丈夫男子陰氣不足男子陰擁中

得爲草本遂於裏務得隧苦寒降偏外之陽以秋
冬至水之陰外固陽氣內藏戌土藏中泄去陰藏
中水得使陽氣藏於陰藏中無偏得之害陰陽二
氣環運得自無有餘不足表裏也曰丈夫陰氣不運

甘遂氣味苦寒有毒主治大腹疝瘕腹滿面目浮腫
留飲宿食破癥堅積聚利水穀道

甘遂經言氣味苦寒以此嘗之其味不苦甚微甘
微辛別錄曰甘大寒有毒吳普曰神農桐君苦有毒岐
伯雷公甘有毒思甘遂二字甘土味也土中蓄

水土之氣味不能從陽氣運轉四方而生長收
藏之氣以甘藥運而潤水而藥而土之氣味合陰
氣運轉四方生長收藏之用苦寒二字乘陰精上
為大腹疝瘕痛也土中濕水土之陰氣不運而
痛而陰內結為病水氣內滯不運而作滿水氣不
從上干清陽面目浮腫以甘藥運土中濕水濕水
從土氣從運而腹痛解病結而除而腹而不滿上
干之水氣而運而面目腫消曰甘藥氣味苦寒有
毒主治大腹疝瘕腹滿面目浮腫[illegible]

平之水蓄中脹滿為毒飲留隨氣入失陽氣並化之

住於胃底以甘遂逐土中之停水土中水行留滯

之飲除宿食以陽氣運化癥堅積聚自然破除滿

水下行三焦陽氣來復水穀之道開通降陽運轉

轉之氣自利曰留飲宿食破癥堅積聚利水穀道

凡水腫服藥未能全消者以甘遂末塗腹遶臍令

滿內服甘草湯其腫便去脚氣上攻結聚膝脛及

一切腫毒用甘遂末水調敷腫處濃煎甘草汁飲

之其腫即消二物相反而感應如此相連也

甘遂　二十五

芫花氣味辛溫有小毒主治欬逆上氣喉鳴喘咽腫
短氣蠱毒鬼瘧疝瘕癰腫殺蟲魚

辛稟秋令金味主收主降溫春令木氣主甬主升
陽氣偏上不降亥水之陰亦偏上不降是水之陰
是偏上之陽氣燥之而為飲涎阻礙氣道呼吸升
降而欬逆上之氣不能從肺之氣清降水涎與氣
阻滯喉間而鳴喘水氣壅於上咽失地氣上溫而
咽腫水涎阻於上上之氣不能從右之氣而降下
下之氣不能從左傍氣而升經上最氣亂兩相接續

◎司短以芫華苦辛微降逆主之陽氣內藏以溫◎
外至木氣達裏之水陰外用達上之陽氣從氣內
右下降亥水之陰氣從右下降達裏之水陰從氣
內左上外至水逆不阻氣道欬逆解上之氣水下
降喉間氣利世水逆激之鳴喘無解咽以地氣上
溫重上之水陰以陽氣運行司咽腫已左右氣內
外降皆利喉至氣不短曰芫花氣味辛溫有小毒主
治欬逆上氣喘鳴喘咽腫短氣土中濁水不行至
陰偏甚於裏至極不安司為蠱毒陰氣偏甚於裏

而陵虐於表之疰之害也如是鬼為祟陰氣偏甚
於裏失陽氣溫通而後痛陰氣結內而為癥水氣
壅塞肌肉而腫以芫花攻決土中潟水潟水下行
陽氣內復疰得溫養而有蠱毒陰氣無而偏甚於
裏陽氣未復疰邪無除潟水行陽內復土氣得陽
通腹痛已癥結無消壅腫之水無已曰蠱毒鬼疰
疝瘕癖腫殺克也魚水蟲也芫花之氣味攻決行水
魚吸之氣味魚腹中之氣攻決魚之受之殺克即昏
氣浮於水上不能行游水中猶殺蟲也

冊

商陸　氣味辛平有毒主水脹疝瘕痹熨除癰腫殺鬼精物

釋名遂薚　时珍曰此物能逐盪水氣故曰遂薚訛為商陸又訛為當陸北音訛為章柳或云枝枝相值葉葉相當故曰當陸或云多當陸路而生也　杲曰商陸有毒陽中之陰其味酸辛其形類人其用療水其效如神　嘉謨曰古讚云其味酸辛其形類人療水貼腫其效如神斯言盡之矣　辛金味平秋氣主收主降有毒謂其性偏於行水也　陽氣偏行

而降水之陰氣每偏於外而降于水外溢肌表而
爲水腫陽而内積腹中之陰失陽通之而腹痛陰
氣結内而爲癥水氣失陽運之而閉塞於裏以商
陸辛平氣味先降偏外之水水氣下以偏外之陽
得秋金氣味收之陽氣内積戌土積中濁水下以
而外之腫退陽内積腹中之陰得陽通之于癥痛
解腹中水結之陰得陽運之而解閉塞不通之陰
得陽氣温舒水以于閉而用曰商陸氣味辛平有
毒主治水腫疝瘕痺水氣壅塞中積之商陸炒熟

熨五毒之邪聚為癰腫痛曰熨除癰腫鬼陰氣也
陰甚即為精物以商陸炒熱為熨之患處冷即易
熱陽氣内行而水之陰氣得陽克之之精物之陰
即散曰殺鬼精物
方家治腫滿小便不利者以商陸根搗爛入麝香
八厘貼於臍中以帛束之得小便利腫即消腹中
暴癥有物如石痛如刺啼呼不治百日死多取商
陸根搗爛炒熱熨之冷即易晝夜勿息孫真人千
金方五尸注痛腹痛脹急不得喘息上攻心胷旁

商陸　三八

攻身脅痛或有塊涌起用商陸搗爛炒熱熨之冷
即易肘後方瘰癧喉痺攻痛以生商陸搗作餅置
癧上以艾炷於上灸三四壯良外臺秘要一切毒
腫商陸根和鹽少許搗敷日再易之孫真人千金
方

常山氣味苦寒有毒主治傷寒寒熱熱發溫瘧鬼毒
胸中痰結吐逆

釋名恒山時珍曰恒常也恒山乃北岳名在今定
州常山乃郡名亦今真定豈此藥始產於此得名

敘蜀漆根常山苗也稟陽中陰氣火味主降寒氣
令水氣主寒傷損也寒冬令之時天氣應寒而寒
氣損去陽乎內寒裏之陰失陽溫而寒表之陽失
寒水之陰固之內寒而熱熱發於外陵虐肌表如
溫瘧為病鬼陰氣也陰氣偏甚於裏熱發時如有
鬼祟此陽氣偏外陰氣偏內也胸膈中津液未行
為痰涎內結時眼吐逆以常山之苦味下降陽氣
以寒水之陰外固陽氣內藏裏之陰表之陽熱能
寒熱不陵虐肌表如溫瘧偏甚於裏表之陰乃陽溫

常山　二十九

之明之自無鬼祟胃脘之疾乃陽運之而外吐之

陽不逆曰常山氣味苦寒有毒主治傷寒寒熱熱

發溫瘧鬼毒胸中痰結吐逆

蜀漆氣味辛平有毒主治瘧及欬逆寒熱腹中癥堅

痞積聚邪氣蠱毒鬼疰

辛稟秋金之味平稟秋金之氣主收主降有毒其

多用之以偏於涌吐也瘧陵虐也亥水之陰久瘧

阻於脇脅之間為痰涎黃綠之水以為瘧為痰飲

逆於氣道阻礙呼吸升降以致[illegible]

陽氣偏表蠱毒蜀漆陽平氣味外收降至陽氣
內藏戌土藏中陽內藏亥水之陰各藏阻於脇脅
間痰涎黃綠之水得少陽樞轉之氣上升至痰涎
黃綠之水即吐出陽藏其陰至痰水吐去瘧自已
氣道中痰涎吐出欬亦已陽內藏裏之陰得陽溫
不寒表之陽得陰清不熱曰蜀漆氣味辛平無毒
毒主治瘧及欬逆寒熱陽氣偏於腹中陰結為癥
堅痞積聚之塊陰氣偏甚於裏熱失陽氣溫養而
為蠱毒鬼疰以辛平氣味收陽氣內藏腹中陰結

蜀漆　三十

之塊即散陽氣不備於表而內寒虛因陽氣溫養不為蠱毒陰因陽氣明於表而鬼疰解曰腹中癥堅痞積聚邪氣蠱毒鬼疰

楊士瀛直指方云常山蜀漆治瘧人皆言之瘧家多蓄痰涎黃水或停潴心下或結澼脅間乃生寒熱法當吐痰逐水常山蜀漆宜容不用哉水在上焦常山蜀漆能吐之水在脅下以常山能破其澼而下其水但須以血藥品佐助之必收十全之功其有純熱發瘧或蘊熱內實之證投以常山大便

證滴而赤盤者宜蘇陳用厚朴大黄為佐泄利

者則然以獲愈也

太陰肺瘧痰聚胷中病至令人心寒寒甚乃熱熱

時善驚如有所見常山三銖甘草一銖五分秫米

三十五粒瘧未發前頓服千金方

少陰腎瘧凄凄然寒寒手足寒腰脊痛大便難目眴

眴然常山二銖半豆豉五銖烏梅一銖竹葉一

銖五分葱白三根瘧未發前頓服千金方牝瘧獨

寒不熱者蜀漆散蜀漆雲母石煆三日夜龍骨各

蜀漆

三十一

二錢右末每服一錢臨卧日旦服卧前一服用水

調服温瘧加蜀漆一錢煮服仲祖金匱方

牡瘧獨熱不冷者蜀漆一錢半甘草一錢麻黄二

錢牡蠣二錢先煮麻黄蜀漆去沫瘧未發前煮服

乃吐即止

温瘧熱多常山一錢小麥三錢竹葉三錢煮五更

服藥性論

射干氣味苦平有毒主治欬逆上氣喉痺咽痛不得

消息散結氣腹中邪逆食飲大熱事之冊

釋名烏扇別錄烏姜時珍曰葉莖叢生橫鋪一面
如烏翅及扇之狀故有烏扇烏翣鳳翼鬼扇仙人
掌諸名俗呼扁竹謂其扁生而根如竹也苦稟夏
令火味主降平稟秋令之金氣主收且毒其謂苦平
氣味偏於下降也陽氣偏上而降亥水之陰亦偏
於上而降也水陰偏上火偏上之陽燥而為痰飲
阻礙氣道呼吸升降欬逆上之氣而降喉間之氣
氣閉咽中之陰而得脾土中之陽氣上通於咽而
咽痛也痹與痛而得消除一息以射干苦味降偏

荊溪于宝國
傳宝國食活
玉散石示記

上之陽以秋金之氣斂收之陽陽氣降備上亥水
之陰而降而阻礙氣道疏通解陽內蓄肺金之氣
清降喉間而閉陽蓄戌土蓄中戌去辛土也辛土
中陽氣上通於咽痹與痛皆消曰射干氣味苦平
主毒主治欬逆上氣喉痹咽痛不得消息飲活曰
食陽氣不降陰氣而不降胃鬲中不舒之氣互結
腹中陰氣備之表陽氣備而逆上如食活每飲致胃
中大熱以射干苦味降之秋金之氣收之陽氣下
降之陰而降胃中停結氣自解盛至之陰潮陽內

症腹中堅積聚留飲痰癖寒隱胃中如食湯每飲之大
熱不能曰散結氣腹中邪逆食飲大熱
藜蘆氣味辛寒有毒主治蠱毒欬逆洩痢腸澼頭瘍
疥瘙惡瘡殺諸蠱毒去死肌、
釋名山葱時珍曰黑色曰黎其蘆有黑皮裹之故
名根際似葱俗名葱管藜蘆是矣北人謂憨葱南
人謂之鹿葱辛稟秋金之味主收陽氣下降寒稟
冬令寒水之陰主固陽氣內藏若毒謂偏於涌吐
也陰氣偏于表陽氣偏表腹中之蠱失陽氣溫養而

为蠱毒痰涎阻礙氣道呼吸升降不利而欬逆以
藜蘆秋金之辛味以收陽氣下降以完水冬之令之
陰氣以固陽氣内䕶戌土䕶中偏裹之痰涎飲陰
乃藜蘆涌吐痰涎去陽氣内䕶裹乃陽氣温養不
为蠱毒氣道呼吸升降不为痰阻而欬逆已曰藜
蘆氣味辛寒有毒主治蠱毒欬逆陽氣内䕶戌土
䕶中漏下之陰乃陽氣上乘腸以間之水乃陽内
運自不下漏曰洩痢腸澼謂瘍謂瘍也陽氣偏以 瘡
水漿謂之上為頭瘡皮表經絡潰而為疥瘙瘡

水[illegible]陰氣[illegible]偏[illegible]風[illegible]隨[illegible]瘡[illegible]乃陰濕之氣[illegible]
遏而生人沾染其毒陰失陽氣運之而為痛肌肉
之陰失陽化之其肌氣死以藜蘆炙脆研末外敷
瘡疥瘡瘙癢即以豬脂和末搽之偏於之陽氣以
辛味平氣收之固之陽氣運行水氣流通頭瘡疥瘡
瘙癢即止惡瘡以藜蘆末豬脂調敷陽氣內行水
陰得陽化之惡瘡即解洪毒以藜蘆末合以豬
脂調敷陰得陽化其毒即解其痛即止已死之肌
合以藜蘆末豬脂調塗已死之肌即化白頭瘡疥

藜蘆

三十四

癢惡瘡殺諸蟲毒去死肌

狼牙氣味苦寒有毒主治邪氣熱氣疥瘙惡瘍瘡痔

去白蟲

釋名牙子弘景曰其牙似獸之齒牙故易其名苦稟夏令火味主降其陽之稟冬令水氣主從其陽

陽不內從戊土從中陰氣偏內陽氣偏外陽氣水氣發於皮膚之間毛竅之氣鬱寒化為疥瘡水氣求通於肌膚之陰氣偏甚肌肉之中腠理之水陰失陽氣溫通情陰氣鬱於肌裏無出惡瘡瘍

氣偏卧水水陰蓋惡瘍腫濕疥之中而惡瘡
水濕之陰偏下木氣舒而不達水與木氣並舒而
化白蟲諸患皆以狼牙苦濃汁洗之以氣味之苦
合天分之陽氣下降以寒水之陰氣外固陽氣內藏戌
土藏中陽內藏陰以陽運毛竅之陰開闔還陰於
經府瘡瘙瘍自解肌肉之陰以運陽溫腠理之氣
於開寒水氣流小之惡瘡解陷下之水陰得陽氣上
升痔瘡解下部陰得陽運水氣流行木氣達白蟲
不生自去曰狼牙氣味苦寒有毒主治邪氣熱氣

狼牙

三十五

顙同嗓

疥瘙惡瘍瘡痔去白癜

禮月令仲冬行春令民多疥瘙瘡疥釋名疥齘也

癢搔之齒類齘也

虎掌氣味苦溫有大毒主治心痛寒熱結氣積聚伏

梁傷筋痿拘緩利水道

本經名虎掌宋開寶名天南星恭曰天南星即本

草虎掌也小者名由跋古方多用虎掌不言天南

星南星近出唐人中風痰毒方中用之乃後人采

用別立此名爾時珍曰虎掌因葉形似之非根也

南星苗根圓白形如豬陰星其狀而名南星即虎掌也蘇恭說甚明白苦寒夏令火味主降濕寒春令木氣主升多大毒温氣味偏於辛辣燥特也心火藏也氣温之土藏也痛不通也火藏之陽氣不來復戌土藏中土之陰失其陽通而痛陽氣不來復戌土藏中土之陰不温而裹空陽氣偏外不濡而表熱土之陰不濕陰氣内結而為積聚伏梁之病以南星之苦味降偏外之陽氣内藏戌土藏中濕生陰氣左升甚木之氣達戌土亥子之水陰由子

虎掌　三十六

辰中左吐陰乃陽通而心痛能陽氣內虛戌土裏
之陰乃陽運之而至裏不穴表之陽乃生氣固之而
表不與裏之陰結自解積聚伏梁之陰自散曰虎
乃而運之中結
掌氣味苦溫其大毒主治心痛穴熱結氣積聚伏
梁陰病也筋屬木虛主肝陽氣偏於病木之春氣
失陽氣陰液溫生左旋通其筋痿無力或拘急不舒
或放縱不收以南星之苦味降其陽氣內虛戌土
虛中陽氣內虛陰乃陽生氣之陰不病木虛之筋乃
陽氣陰液助之其筋不痿[illegible]其筋舒而不

急放縱身收榮益瘵阻陽氣通利曰傷筋痿拘
緩利水也

敗醬氣味苦平無毒主治暴熱火瘡赤氣疥瘙疽痔
馬鞍熱氣

釋名苦菜弘景曰根作陳敗豆醬氣故以為名時
珍曰南人採嫩者暴蒸作菜食味微苦而有陳醬
氣故又名苦菜苦蕒夏令火味主降平蕒秋令金
氣主收陽氣暴浮於外燥皮膚中水液膚起小泡
為火瘡赤氣火色也陽氣暴浮水氣內滯皮膚而

其赤色府瘡瘙癢疽癰也時隱瘡也陽氣暴流水氣內陷肛旁隱忍而其癰瘡或騎馬之時馬之熱氣上蒸鞍上與人之熱氣相激肛旁孫中之血與水氣榛榛乎血與水壅滯其此癰瘡以致呼之苦味降乎陽氣熱秋令之（清）肅氣外收乎陽氣內瘀成土瘀中陽內瘀皮膚氣水氣流則而火瘡已陽氣內瘀水氣流則皮膚氣流火色退府瘡瘙癢自已陽氣內瘀陷下之水乃陽內鬱而肛旁之癰瘡退陽內瘀膿成陽排血膿成破血血氣流通焉之毒

血閉瘕腹寒熱癰瘡痿蝕陰回破堅氣味苦平無毒
主治暴血火瘡赤氣疥瘙疽痔馬鞍血氣
楝實氣味苦寒有小毒主治溫疾傷寒大熱煩狂殺
三蟲疥瘍利小便水道
釋名苦楝實又名金鈴子時珍曰按羅願爾雅翼
云楝葉可以練物故謂之楝其子如小鈴熟則黃
色名金鈴象形也頌曰楝實以蜀川者為佳木高
丈餘葉密如槐而長三四月開花紅紫色芬香滿
庭實如彈丸生青熟黃十二月采之苦棗夏令火

味主降其陽氣寒禀冬令寒水之陰主外固陽氣
內藏戌土藏中具小毒謂其氣味偏於苦寒也疾
病也溫疾謂溫病也傷損也傷寒謂冬令之氣肅
寒則寒氣損去陽氣乃能內藏戌土藏中偏外而
為溫病大熱陽失陰固燥氣則狂以楝實苦寒氣
味下降其陽以寒水之陰氣外固其陽陽內固外
為冬寒之令溫病大熱自解陽歸裏之陰和燥氣
而狂亦解曰楝實氣味苦寒具小毒主治溫疾傷
寒大熱煩狂三陽[illegible]溫

巴豆去心皮熬
令黄黑用

養陰安藏者養以陰安藏陰氣降左上之陽氣
空水之陰氣固備於至陽之氣內藏戌土藏中表
以陽氣温養以安曰殺三蟲陽氣內藏肺氣清降
皮膚肌肉間之水氣以陽運行不為疥瘡癰病小
便半裹也陽氣內藏半裹之陰以陽氣運行半表
水氣通調曰府瘍利小便水道
巴豆氣味辛温有毒主治傷寒温瘧寒熱破癥瘕結
聚堅積留飲痰癖大腹蕩滌五藏六府開通閉塞利
水穀道去惡肉除鬼毒蠱疰邪物殺蟲魚

巴豆 三十九

釋名巴菽本經又名剛子時珍曰此物出巴蜀而
形如菽豆故以名之愚按剛子二字言其性熱攻
利陰物迅速也故名剛子辛稟秋令之金味主收
溫稟春令之木氣主升易老其謂其性熱偏於攻
利也傷損也寒冬氣也五臟指土臟也六府指胃
穀也時至冬令天氣肅寒不寒外之寒水之陰氣
損去不能外固陽氣內臟戌土臟中陽氣偏於外陵
虐肌表者熱而為溫瘧陽氣偏於外表之氣寒表之
氣熱之衷陰失陽氣溫煖生陰結積為癥瘕積聚堅

積聚飲痰留癖為癖不消土應之陰氣逆日聚

腹中失陽化之不能開通閉塞而後日大水穀之

道不利二便不調以巴豆之辛味收聚陽氣內應

戌土應中外為冬令氣候以春令木氣內溫助太

陽大氣達亥陰從子辰左升陽氣內應不陵虛肌

表而熱蒸表之陰得陽溫之而不寒表之陰得寒水

之陰固之而不熱癥瘕結聚堅積留飲痰癖之陰

得陽破之腹中陰滿之氣得陽化之而後可以再

得巴豆之熱性土應日聚之陰得其盪滌閉塞不

巴豆　四十

魚類腹中皆有氣脬
故能浮游水面魚口
不能吸水從兩腮出
而水中之氣散布
於外令氣內脬元氣
外出無路內脬苦脹
異常色苦不能自必
無力而反肚矣

通之路皆開小水穀道之路皆利曰巴豆氣味辛
温有毒主治傷寒温瘧寒熱破癥瘕結聚堅積留
飲痰癖大腹盪滌五臟六府開通閉塞利水穀道
陽氣內藏戌土藏中土之陰乃氣所生瘡口之惡
肉可去陰甚之毒可除穢乃陽氣温養蠱病不正
之物亦除曰去惡肉除鬼毒蠱疰邪物殺魚乃巴
豆之油屑吸入腹中氣殺魚皆浮水上不能內游
水中色乃熱性而魚口不能吸水水中之氣散布
於外令氣內脬元氣外出無路內脬苦脹魚苦

齧音臬噬也

不能尊崇其業務每長為隨日殺其血

水蛭氣味鹹苦平有毒主治惡血瘀血月閉破血瘕積聚無子利水道

水蛭一名馬蟥一名馬鼈處處河池中有之有數種以水中馬蟥得齧人之血其乾之為佳以齧血之水蛭治之惡血取同類相從也鹹稟冬令水味鹹銜也冬月陽氣內藏處於水中以生之陰苦稟夏令火味主降之陽氣平稟秋金之氣主收聚陽氣內藏戌土藏中有毒其治之性味偏於攻陰絡

吮正
吮俗

中之血也惡血敗血也瘀血者血瘀滞不行也陽
氣偏外敗血与瘀血滞而不行内结陰絡血脉之
中以水蛭蠕動善吮血之陰類敗血得其氣味攻
之可逐之下則瘀血得之合陽氣逐則其瘀可化
為活血曰水蛭氣味鹹苦平有毒主治惡血瘀血
月閉諸婦女之經水不通者而下也太陰脈主中
之陰血閉塞經水不通者下行以水蛭鹹苦平氣
味固偏外之陽氣内藏戌土藏中陽内藏得蠕動
吮血之陰類而太陰脈害中經血由破血結積聚之

無之言三字謂無之陸氣積聚於喜
其陸陽氣液從子宮中左開於謂
人之無子也

陸英陸由陸畜承滋陸子養用通水言之字利害 集

物生之日月用破血癥積聚無子利水言

蜣蜋氣味鹹寒有毒主治小兒驚癇瘈瘲腹脹寒熱

大人癲疾狂陽

釋名蛣蜣弘景曰推丸綱目曰推車客黑牛又

鐵甲將軍夜遊將軍弘景曰莊子云蛣蜣之智

生於轉丸蓋入糞土中取屎丸而推卻之故

俗名推丸時珍曰崔豹古今注謂之轉丸弄丸

俗呼推車客皆取此義也其深目高鼻狀羌

蜣蜋　四十二

徐鍇曰鳥之乳卵皆
如其期不失信也
孚音敷孚信也
揚子方言雞伏卵
而未孚
孚音赴孚育也

胡背負黑甲狀如武士故名蜣蜋將軍之稱蜣
蜋以土包糞轉而成丸雄曳雌推置於坎中覆
之而去數日小蜣蜋出蓋孚乳於中也鹹寒稟
冬令寒水之氣味鹹微也能衛陽氣於水藏之中
以生其陰又素謂其惡晝伏夜出見燈光則來
氣味備於陰中善動也午火之陽失亥水之陰
癇之則驚癇脾土之陰失陽溫之驚癇其時則
手足之筋失陽氣溫養而抽掣動搖以蜣蜋鹹
寒之氣味衛陽氣於水藏之神水藏之陰得陽氣

之並升無炎吾陽獨陰陽之氣下降則驚已脾土
之陰乃陽經之手足之筋經潤抽掣亦已曰蜣
蜋氣味鹹寒有毒主治小兒驚癇瘈瘲脾土之
陰火陽氣跨通水之陰氣子辰左長水之
陰氣滞於腹裏裏之脾土氣寒表之胃土氣熱
裏寒外熱則腹脹以蜣蜋鹹寒之氣味固胃土
備外之陽氣而固脾土於中水之陰乃則陽還
從子辰左長而腹脹寒熱已曰腹脹寒熱陰氣
壅於上則每病而为癲陽氣壅於上則每怒而

為狂以蜣蜋鹹寒氣味固陽明氣於表陽氣內陷
陰氣隨陽氣而陷陰氣乃重於上則癲已陽氣
乃重於上則狂已曰大人癲疾狂陽
鼠婦氣味酸溫無毒主治氣癃不得小便婦人月閉
血瘕癇痙寒熱利水道墮胎
釋名鼠負弘景曰鼠婦爾雅作鼠負言鼠多在
坎中背黏負之故曰鼠負今作婦字殊乖理義
發槀本香令初生之木味從槀本香令初叶之木氣
無毒謂氣味無偏也氣癃閉癃者老也血瘕間瘕者

氣足陽氣多寡陰中半裏水道之陰失陽
氣通利以鼠婦酸味聚歛陽氣入戌土亥水藏
中溫利水道之陰以鼠婦氣溫半木藏根核之
陰氣浮子辰左開土水二藏之陰乃陽溫生而
氣境小便乃利曰鼠婦氣味酸溫無毒主治氣
癃不乃小便婦人土水二藏中陽氣不足水之
陰內滞腹裏血之陰結而爲痛月水道路阻礙
以鼠婦酸溫氣味聚歛陽氣入戌土藏中半木
藏根核之陰氣浮子辰左開土水藏中之陰乃

鼠婦 四十四

墮胎二字講明易詞
鼠婦服之墮胎惜哉
醫道失傳不格物之故也

陽明之血結之陰乃至陽解血瘕可散月水道
絡通調曰婦人月閉血瘀痛痙謂其病卒口噤
背反張而瘈瘲此係土氣穴胃土氣熱以鼠婦
酸味聚斂陽氣入戊土從中裹陰乃陽溫之下
穴以鼠婦氣溫達木從根核之陰氣浮子辰左
用表陽乃陰清之下熱口噤背反張瘈瘲乃愈
水道之陰乃陽氣通之乃利陰甚於裹乃土水
二從之氣皆穴胎失陽氣溫養乃墮曰痛痙穴
其利水道墮胎

竹生紀事之冊

鉛丹　氣味辛微寒無毒　主治吐逆胃反驚癇癲疾　除
熱下氣鍊化還成九光久服通神明
釋名黄丹弘景曰即今熬鉛所作黄丹也俗方
稀用惟伯陽塗丹釜所須云化成九光者當謂
九光丹以為釜爾無別法也時珍曰按獨孤
滔丹房鑑源云炒鉛丹法用鉛一斤土硫黄十
兩消石一兩鎔鉛成汁下醋點之滾沸時下硫
一塊少頃下消少許沸定再點醋依前下少許
消黄待為末則成丹矣今人以作鉛粉不盡者

用消石礬石炒朱丹三和豬丹為鉛只用蓮鬚蔥
白汁拌丹慢火煅朱從汁傾出即還鉛矣辛稟
秋金之味主收陽氣下降陰空稟冬令出陰安
空水之陰外固陽氣內藏戊土藏中生根核木
藏之陰無毒者識無偏性之味只水之陰液還
於胸鬲化為痰涎阻胃土之陽氣回還泛午辰
右下降致胃土之氣還於左血還於右以鉛丹
之辛味下降陽氣以出陰安空水之陰外固陽
氣內藏戊土藏脾以生金之纏涎故由土藏丹陽氣

外景凝日晷象赤鉛露液下降合陽氣窟

以窟子辰左丹胃氣自然回還乎逆曰鉛丹氣

味辛微寒無毒主治吐逆胃反陽氣至午辰失

亥水之陰上過則為驚病陽氣升上乎降則多

癲矣所為癲病以鉛丹辛味下降至陽氣以出

微寒宮水之陰外固陽氣去處戊土處中陽氣去

處至陽下降驚病癲病則已曰驚癇癲疾除熱

下氣鍊化還生九光九老陽也陽氣處戊土處

中至陰和陽氣窟還轉上過午火之老陽光明於

鉛丹　四十六

表又由午辰乃天之〻陰氣固而下降於戌土
藏中之明於裏陰而〻氣日〻子南午周不失
乎常表裏神明周義曰璇化於宿九光久服通
神明
朱震亨曰予一婦因多子月内服鉛丹二兩四
肢冰冷食不入口時正仲冬急服理中而加附
子數十貼乃安謂之涼藥毒可乎時珍曰鉛丹
本無甚毒此婦產後冬月服之過劑乎病宜矣
晁按此婦鉛丹服多而陽氣傷遂至逆違之體虛子

痿左肝氣生吾三焦下脉聚通外致手足不温煖食不能入口服理中湯加附子數十帖以平陽自將鉛丹下出自愈

戎鹽氣味鹹寒無毒主治明目目痛益氣堅肌骨去毒蠱

釋名胡鹽別錄羌鹽日華志鹽綱目禿登鹽唐大明曰西番所食者故號戎鹽羌鹽恭曰戎鹽本陰土鹽即胡鹽也沙州名禿登鹽廓州名陰土鹽河南山坂之陰土石間名陰土鹽戎鹽鹹味

寒稟冬令寒水氣主固陽氣內藏戊土藏中黑

偏陽氣內藏土水之陰，以陽生之，陽氣上用於目，以陰助之，足明目；中陰滯，以陽通之，足目不痛。陰以陽氣生還而表之，表之氣益土水之陰，以陽生之，而肌骨足堅；陰土之陰，以陽氣滋養，而能安子為蠱毒害。曰：戎鹽氣味鹹寒無毒，主治明目目痛，益氣，堅肌骨，去毒蠱。

陸英氣味苦寒無毒，主治骨節間諸痹，四肢拘攣疼酸，膝寒痛，陰痿，短氣不足，腳腫。

別錄曰：陸英生熊耳川谷及冤句，立秋採。恭曰

前漢地理志
會稽郡句章縣
濟陰冤句縣註
師古曰句音駒

此即蒴藋古者蒴藋惟言陸英以人亦誤混
出蒴藋條此葉似芹及接骨云三物亦同一類
故芹名水英此名陸英接骨名水英樹此三英
也云葉並對似志曰蘇恭以陸英蒴藋為一物
今詳陸英味苦寒無毒蒴藋味酸溫有毒既此
不同難謂一種蓋其類爾頌曰本草陸英生熊
耳川谷及冤句蒴藋不載所出州土但云生田
野間所在有之春抽苗莖有節節間生枝葉大
似水芹春夏採葉秋冬採根莖陶蘇皆以為一

物時珍曰陶蘇甄權藥性論皆言陸英即蒴藋
必是訛據誤宗陸破之說而無的據仍當是一
物分根莖花葉用如蘇頌說云也苦稟冬令火
味主降之陽氣之稟冬令之水之陰氣主陰之
陽氣無毒謂降之陽陰之陽氣味無偏也陽氣
偏於背間之陰失陽氣內陰水陰之中背房水
陰水陰之陰氣不跡通而背間之陰閉塞四肢
房脾土陽氣不內陰土陰之中四肢之筋失陽
氣溫養而筋拘攣緩急膝腫音陰失陽偏之

寒毒靈痛毒痿痛隨筋濕而陰痿不氣者
表陽氣失陰助之而短氣陽氣不足於裏女足
之陰失陽氣濕圍而脚痿以脚陸英之苦味降
備外之陽氣以定水之陰氣外固陽氣內護土
水護中水護之陰淋以骨間之降內開不閉手
足之筋得陽氣濕養於筋舒而不拘攣發痛膝
內之陰得陽氣濕養於筋舒而痛解水護中陰
得陽生而不痿於表陽得陰助而不短氣水土
護中陽足于陰圍則兩脚不痿曰陸英氣味苦

陸英

四十九

冷無毒主治骨節間洪痹四肢拘攣疼痠膝冷

痛陉痿短氣手足腳攣

白斂氣味苦平無毒主治癰腫疽瘡散結氣止痛除

熱目中赤小兒驚癇溫瘧女子陰中腫痛帶下赤白

釋名白草頌曰今江淮及荊襄洪安皆有之二

月生苗多在林中作蔓赤莖葉如小桑五月開

花七月結實根如雞鴨卵三五枚同一窠

皮黑肉白一種赤斂花實功用皆同但表裏俱

赤爾苦棗夏令收味生下緣陽曹集稱令

癰疽二術讀
此引明

氣主收聚陽氣內藏隮土之中其毒以氣味降
與收其偏也陽氣內滯內中陰液壅塞外並癰
腫陰液內滯近背阻陽氣外至內並疽瘡以白
斂苦味下降于陽以秋金之氣收聚偏外陽氣
內藏戊土藏外內中壅滯之陰乃陽氣運則而
癰腫消背房水藏中陽生陽氣內藏戊土藏中
水藏陰乃陽生近背实之陰乃陽氣運則而疽
瘡解曰白斂氣味苦平無毒主治癰腫疽瘡戊
土藏中陽氣偏外陰氣內結腹裏止而不則不

白斂

五十

通而痛陽氣偏勝逆上血之陰亦逆於上爲目
之白睛色赤以白斂苦味降逆上之陽以秋金
之氣收聚偏勝之陽内藏戊土藏中土藏内結
之陰得陽氣還則乎結散而痛解勝之陽氣去
藏於裏血之陰氣亦隨陽氣内藏於裏勝之熱
除目睛赤色亦除曰散結氣止痛除熱目中赤
午火之陽得亥水之陰上通乎神志不爲驚癇
小兒陽氣逆上失亥水之陰通之神志时作驚
癇以白斂苦味降逆生之偏以秋金之氣收聚

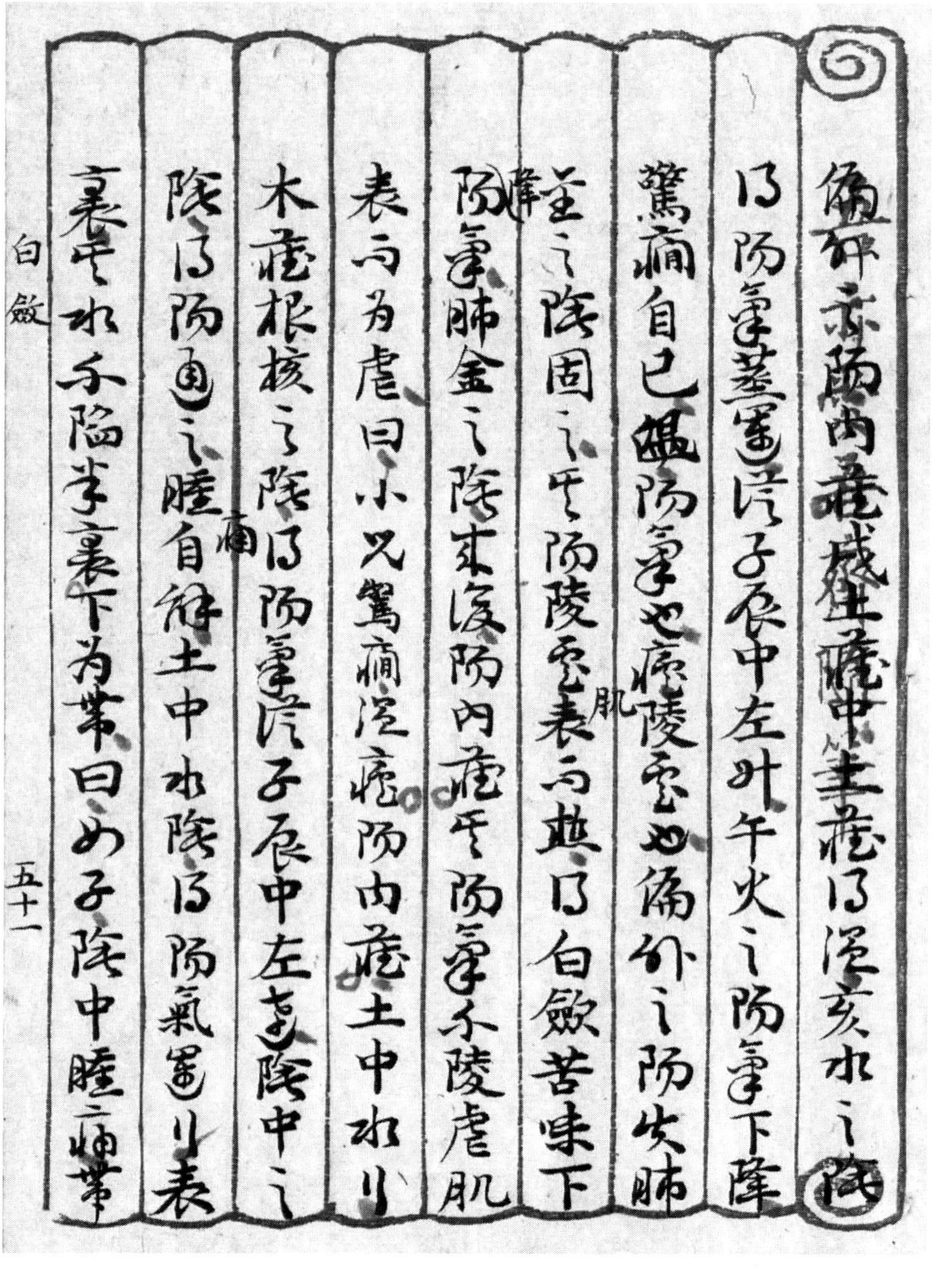
偏卑亦陽內蘊盛坐藏中生土藏以從亥水之陰
以陽氣蓋固從子辰中左行午火之陽氣下降
驚痛自已溫陽氣也疾陵虛也偏於之陽失肺
金之陰固之氣陽陵虛表而熱以白斂苦味下
降陽氣肺金之陰來復陽內藏氣陽氣不陵虐肌
肌表而為虐曰小兒驚痛溫瘧陽內藏土中水以
木藏根核之陰以陽氣從子辰中左吉陰中之
痛陰以陽固之腫自舒土中水陰以陽氣固以表
裏氣水不陷半裏下為帶曰女子陰中腫痛帶

白斂

五十一

下赤白

生梓白皮氣味苦寒無毒主治熱毒去三蟲

釋名木王 按陸佃埤雅云梓為百木長故呼梓為木王蓋木莫良於梓故書以梓材名篇禮以梓人名匠朝廷以梓為棺稱梓宮是也木凡餘材皆不震動是為木王可知 苦稟夏令火味主降陰氣寒稟冬令寒水之降所固陰氣內藏戊土藏中無毒其證苦降平陽內之陽無偏也陰氣偏所已甚以梓白皮苦寒氣味丹降陽

人〻胃脘中皆有蛔蟲如土中有蚯蚓以物添土中〻導人〻蛔蟲亦然也

菣音牽去聲

氣者周陽氣者曰生隨陽氣無偽於外也曰生

梓白皮氣味苦寒無毒主治熱毒三蟲三陽也三陽陽氣去陰土陰〻中主蟲亦隨陽氣去陰土中曰去三蟲

青蒿莖葉根子氣味苦寒無毒主治疥瘙痂痒惡瘡殺蝨治留熱在骨節間明目

爾雅云蒿菣也孫炎注云荊楚之間謂蒿為菣

郭璞注云今人呼青蒿香中炙啖者為菣是也

时珍曰晏子云蒿草之高者也按爾雅諸蒿獨

生梓白皮

五十二

邪 五經中皆作耶字
讀此耶字俗字

菣曰草稱为蒿豈以洪蒿葉背皆白而此蒿獨
青異於洪蒿故邪苦禀夏令火味主降陽氣寒
禀冬令寒水之降主外固陽氣內護戌土護中
豈偏也水氣滯於皮膚毛竅之間外發毛瘡如
疥搔之浸淫痂乾瘡也痒病也病搔癢不浸淫
或不正之氣而生惡瘡水溢之氣滯毛竅而為
凡邪以青蒿之苦味降偏上陽氣以冬令寒水之
降外固陽氣內護戌土護中陽內護毛竅中水
氣浸淫肌肉之際門生陽絕瘡搔癢痂痒遍瘡自

解毛寒熱寒熱者陰陽偏勝行三蟲蟲自除曰青蒿学
味苦寒無毒主治疥瘙痂痒惡瘡殺虱骨房水
水蒸陽氣偏外于內蒸水蒸中留在骨節間而
化熱以青蒿苦味下降陽氣以冬令寒水之陰
外固陽氣內蒸水蒸中陽內蒸留在骨間之熱
自解陰以陽生陽氣上用於目陽以陰助之目
明曰治留熱在骨節間明目
虹蚓氣味鹹寒無毒主治蛇瘕去三蟲伏尸鬼疰蠱
毒殺長蟲

虹蚓　五十三

按蟺色每是陰土之氣之物也
蟺色惡之為之凡旱地得水
潦行即為此色所出各如虹
蚓路利土之氣相同夏出冬蟄
蟺色之氣味甘溫無毒

釋名爾雅螼螾綱目曲蟺土蟺別錄土龍藥性地龍
子吳普歌女時珍曰蚓之行也引而後申其螻
如丘故名耶蚓爾雅謂之螼螾曲蟺象其狀也
東方虬賦云乍逶迤而鱔曲或宛轉而蛇行任
性行止擊物便曲是矣術家言蚓可興雲又知
陰晴故有土龍龍子之名其鳴長吟故曰歌女
大明曰路上踏殺者名千人踏入藥更良是按
蚯蚓乃路土之精也至之地中皆有孟夏始出
仲冬蟄藏雨則先出鮮則後當嚬陽氣升降

鼠婦兩屬土土者氣降濟利陽氣循表裏上下
蜀川亦千濟利可以地耗之氣味濟之鹹北方
水味鹹能御也御陽氣水藏中以生陰也寒稟
冬令寒水之陰外固陽氣內藏其偏也能陰類
也瘕腹中陽少氣陰假陰氣內結成塊為瘕以
虹蚓鹹寒氣味御陽氣內藏水藏之中寒水之
陰外固陽藏於裏生土水二藏之陰土中陽藏
陰結為塊得陽運之散之如蛇結之瘕即解曰
虹蚓｜氣味鹹寒無毒主治蛇瘕去藏也三三陽

虹蚓

也人为保氣三陽之氣至冬令亥旋戊土旋中
人之身心安腹中此氣乃陽氣溫養安安陽氣
伏旋土水旋中尸亂之陰心溫而和陽内旋陰
乃陽氣溫生千陰手为病氣为陰陰乃陽氣生
還陰乃陽氣生長千氣手为偏害曰去三氣伏
尸鬼疰蠱毒殺長氣
今小兒陰經多以为此物所吹經驗方云蚯蚓
咬人形如大風眉鬚皆落惟以石灰水浸之良
昔浙江將軍張韶病此每夜蚯蚓鳴於體中

但教求鹽湯浸之亦效遺[illegible]宗趙曰此物有毒
崇寧末年隴州兵士暑月洗足為蚯蚓所中遂
不救後數日又有人被其毒或教以鹽湯浸之
并飲一盃乃愈也

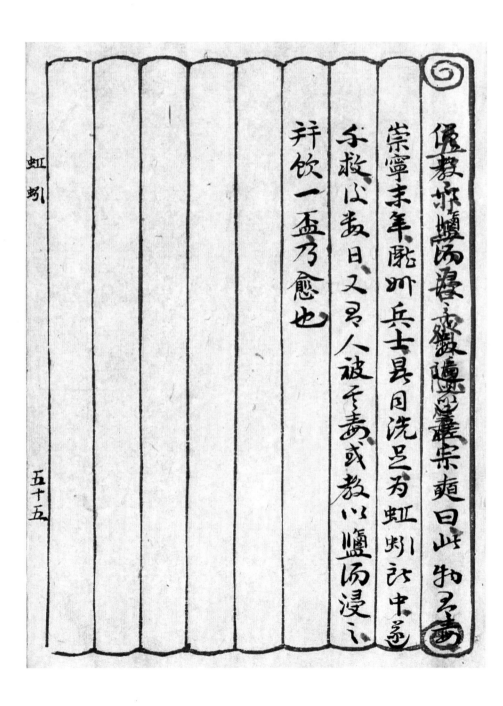

竹生紀事之冊

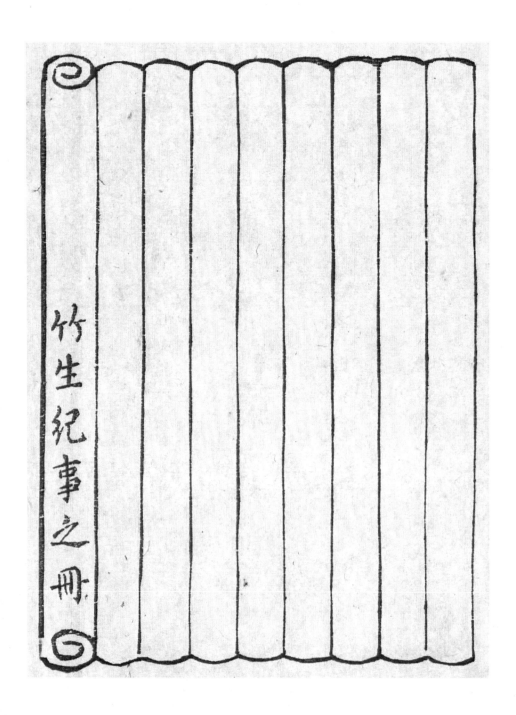

神農本草經指歸 信

王一經 少雲

神農本草經指歸附隨筆

附錄

萆薢　土茯苓　忍冬　何首烏

百部　威靈仙　高良薑　紅豆蔻

豆蔻　白豆蔻　縮砂蔤　益智子

肉豆蔻　薑黄　鬱金　補骨脂

沈香　藿香　丁香　檀香

降真香　薰陸香乳香　莎草香附子

香薷　薄荷　豨薟　烏藥

惡實　琥珀　没藥　延胡索
前胡　葈耳實　鈎藤　馬兜鈴
牽牛子　淡竹瀝　淡竹葉　淡竹茹
木瓜　山楂　枇杷實　柿蒂
胡蘆巴　金櫻子　檳榔　小麥
粳米　大腹皮　綠豆　穭豆
藊豆　豌豆　刀豆　蒸餅
神麯　穀芽　麥芽　飴餹
米酢　五靈脂　綾經緯事之冊

神農本草經讀錄吾齋隨筆

萆薢氣味苦平無毒主治腰脊痛強骨節風寒濕痹

惡瘡不瘳熱氣 別錄

釋名赤節時珍曰萆薢名義未詳愚按萆從卑薢

從解命名萆薢此子氣味能解卑下之濕苦稟夏令

火味主降偏上陽氣平稟秋令金氣主收聚陽氣

内藏戌土藏中甚偏也陽氣内藏卑下水陰得陽

氣運以水濕之陰即解故曰此名腰脊屬表經

道中也陽氣偏上不内藏土水藏中濕生于陰從

萆薢 一

子辰左角半表腰脊之陰火陽氣混通而痛背節
之陰火陽氣健運而殭以萆薢苦平氣味下降陽
氣內藏戌土藏中土中水陰得陽氣混運浮子辰
中左角腰脊中陰得陽通之腰脊亦痛背膂水藏
水藏中之陰得陽氣混運背節之陰亦得陽氣健
運而殭曰萆薢氣味苦平無毒主治腰脊痛強背
節風陽氣也寒濕陰氣也陽氣偏上陰濕偏下亦
能得陽氣浮偏周身陰氣閉塞亦角而痛以萆薢
苦平氣味降偏上伓陽氣收斂歸氣內藏戌土藏

中盡寒濕寒毒傷陽陰運書與閉開痛除曰風
穴溼痺癧瘍久患不愈而為惡瘡以陽氣內虛成
土虛中陷溼之氣流以瘡口敗肉可除新肉可生
惡瘡可愈陽氣內虛成土虛中外之熱氣自解曰
惡瘡不瘳熱氣
土茯苓氣味甘淡平無毒主治食之當穀不饑調中
止洩健行不睡藏器健脾胃彊筋骨去風濕利關節止
泄瀉治拘攣骨痛惡瘡癰腫解汞粉銀朱毒時珍
釋名土萆薢綱目刺猪苓圖經山猪糞綱目草禹

土茯苓　二

餘糧拾遺糧〔仙遺糧〕綱目冷飯團硬飯山地栗時珍曰按
陶弘景注石部禹餘糧云南中平澤有一種藤生
葉如菝葜根作塊有節似菝葜而色赤味如薯蕷
亦名禹餘糧言昔禹行山乏食采此充糧而棄其
餘故有此名觀陶氏此說即今土茯苓也故今尚
有仙遺糧冷飯團之名亦其遺意陳藏器本草草
禹餘糧蔣頌圖經猪苓下刺猪苓皆此物也今皆
併之茯苓山地栗皆象形也甘淡稟中央土味主
緩土氣平稟秋令降之之氣經收聚以編遺可爾氣內

內為裏外為表

脾虛胃弱嘔噯噫腹脹嘈雜 上氣充飢調和中

夫旋轉升降之氣止陰液下洩中土之氣以甘淡

氣味運行至氣健而不困曰土茯苓氣味甘淡平

無毒主治食之當穀不饑調中止洩健行不睡脾器

脾為戊土胃為戊土說戊戊二字之文戊字內一

畫即一陽在內生根核也戊字無一畫是一陽在

外生枝葉也土中陰陽之氣升降內外脾胃自健

筋骨自强曰健脾胃强筋骨陽氣去脾於裏土中

水行關節氣利曰去風濕利關節水之陰得陽柔

土茯苓　三

自不下泄曰止泄瀉内中之筋乃陰液陽氣滋也
濕養自不拘攣骨痛曰治拘攣骨痛氣血乃戊土
產中之陽氣運行表裏不息濁穢之水濕瘡口外
出耗肌肉生癰腫自解曰惡瘡癰疽汞粉輕粉也
氣味辛冷而燥其性純陰走而不守善劫痰涎消
積滯故水腫風痰濕熱毒瘡被劫涎從齒齦而出
邪鬱為之暫開而痰因之亦愈若服之過劑或不
用法以毒氣被蒸竄入經絡莫之能出痰涎既去
血液耗亡筋失所養營衛氣壅並聚變為攣骨

痛並有癰腫疳毒經年隱月筋骨痼疾之害無數

水銀加以硫黃升而為銀朱辛溫有毒善留燥性

同輕粉以土茯苓淡甘氣味緩緩服之使內節留

滯之毒通之外達令氣血流行表裏無毒偏日解

汞粉銀朱毒 時珍

李時珍曰楊梅瘡古方不載亦無此病近時起於

嶺表傳及四方蓋嶺表風土卑炎嵐瘴熏蒸飲啖

辛熱淫類男女淫猥濕熱之邪蓄積日深拔為毒

瘡遂致互相傳染自南而北遍及海宇然皆淫邪

土茯苓　四

之人病之其瘡易救經治之則一也吾證多屢驗
陰陽明二經而兼手他經邪之氣至則先發如
兼少陰太陰則發於咽喉兼太陽少陽則發於頸
耳之頰醫用輕粉銀朱劫劑五七日即愈蓋水銀
性走而不守加以鹽礬升為輕粉銀朱香性燥烈
善逐痰涎涎乃脾土陰液此物入胃氣歸陽明故
涎被劫隨氣上升從喉頰齒縫而出故瘡口即乾
痿而愈氣服之已劑及用不得法但毒氣竄入經
絡筋骨之間莫之能出[illegible]筋

三焦營衛經絡毒爲筋骨疼痛外發結毒疳漏之
以生瘡手足皴裂遂成廢痼惟土茯苓氣味平淡
而爲陽明胃土要藥能健脾土之陰去風濕脾胃
氣健以營衛灌溉少陽內確濕氣化以筋骨利泄
可愈此爲乃古人所未言之妙也今醫家多搜風
解毒須治楊梅瘡亦犯輕粉病深者月餘病淺者
半月即愈服輕粉筋骨攣痛癱瘓不能動履者
服之亦效予方用土茯苓一兩薏苡仁金銀花防
風木瓜木通白鮮皮各一錢皂莢子五分氣虛加

土茯苓　五

人參八分血竭加當歸一錢水二大碗煎飲一日
三服忌飲茶及牛羊雞鵝魚肉燒酒醃麵麥勞益
秘方也

忍冬氣味甘温無毒主治寒熱身腫久服輕身長年
益壽別錄 治飛尸遁尸風尸沈尸尸注鬼擊一切風濕
氣及諸腫毒癰疽疥癬楊梅惡瘡散熱解毒時珍
釋名金銀藤綱目鴛鴦藤左纏藤金釵股通靈草
土宿蜜桶藤弘景曰處處有之藤生凌冬不凋故
名忍冬時珍曰其花長瓣垂鬚黃白相半而藤左

纏五貫黃銀鷺鴦蘇謝隱石草叙股貴之功也
宿真君蜜桶藤陰之子也取汁能伏硫制汞故君通
靈之稱之名金銀花氣甚芬芳甘稟中央土味
主緩土氣濕稟春令木氣而達木旋根核之陰陰
子長中合陽氣左開世偏也陽氣偏外而裏空表
熱以忍冬甘溫氣味內濕土氣以旋之陽陽內旋
裏陰乃濕而不空表陽乃清而不熱陰氣乃陽屈
伸於表而外浮之陰不能乃陽氣屈伸於裏而分
瘧以忍冬甘濕氣味內温土氣以旋之陽而陰氣

屈伸於時系陰陽氣內經所經已日忌冬宰味甘
混世無主治空分經陽氣內經戊土經中不失虛
常陰以陽氣多經健而長年若裏陰以陽氣
表陽以陰益而壽增日久服經多長年益壽別飛
尸者遊走皮膚洞穿臟腑每發刺痛變動不常也
遁尸者附骨入內攻鑿血脈每發不可見死尸聞
哀哭便作也風尸者淫躍四末不知痛之所在每
發恍惚得風雪便作也沉尸者纏結臟腑沖引心
脅每發絞切遇寒冷便作注尸者舉身沉重精神

錯雜常藥為癢無窮擇隨寫筆此也並是分中之
鬼引接所致宜忍冬莖葉剉數斛煮取濃汁煮稠
每服雞子大許溫酒化服一日二三服服久諸尸
鬼皆解曰治飛尸遁尸風尸沈尸尸注鬼陰氣也
蠻支也分中陰氣所支皮膚色赤作瘡以忍冬甘
溫氣味內溫土氣土氣溫陽內瘡所支之陰氣即
退皮膚赤色作瘡亦解曰見擊風陽氣也溫陰氣
也陽氣偏所陰氣偏內中所為經毒或為癰疽及
楊梅惡瘡病瘥以忍冬甘溫氣味內溫土氣土氣

忍冬 七

凡毒凡火以解入土得陽運之以化

濕陽內壅腫突之陰得陽運以即消壅塞之陰亦以楊梅惡瘡疥癬得內壅之陽氣化之亦解曰一切風濕氣及諸腫毒癰疽疥癬楊梅惡瘡毒陰氣偏內也陽氣散外陰氣結內外熱內寒以忌冬甘濕氣味內濕土之氣土氣濕陽內壅外之熱陰內之陰濕之毒以解曰散熱解毒時珍

弘景曰忌冬莚汁壞洗飲補益療風有常果服而仙經未用凡易得之草人多不肯爲之更求難得是貴遠賤近庸人之情也時珍曰豈惡多擲及云

功用昔稱久服輕身除寒熱利五尸為要藥，而後世不復知用，近世稱其消腫解毒治瘡為要藥，而昔人並未言及，乃知古今之理義亦不同，未可一概論也。按陳自明外科摘要云：忍冬藤治癰疽發背，初發便當服此，其效甚奇，勝於紅內消，諸癰腫之方所載甚詳，癰疽發背經效奇方皆是此物，詎知古時之中乃有殊常之效，正此類也。忍冬治癰疽發背，不問發在身中何處，皆有奇效。鄉落之間，僻壤之所，此法處心服之，妙甚直破

忍冬　八

仍以神異膏貼之，其效甚妙。用忍冬生取一把，以
葉入沙盆内研爛，入酒一杯，飛麵少許，稀稠乃所，
塗於四圍，中留一孔洩氣。又，藤葉五兩，木槌槌爛，
不可犯鐵。大甘草節生用一兩，入沙鍋，以水二大
盞，文武火慢煎至一盞，入無灰酒一盞，再煎十數
沸，去滓，分數服，一日一夜喫盡。病勢重者，一日二
劑。服大小便通利，則藥力到，如無生者，用乾的力
終不及生者效速。陳自明外科精要方。

何首烏　氣味苦濇，微溫，無毒。主治瘰癧，消癰腫，療面

面風瘡治五痔止心痛益血氣黑髭髮悅顏色久服
長筋骨益精髓延年不老亦治婦人產後及帶下諸
疾開寶

釋名交藤本傳夜合地精陳知白開寶馬肝石綱
目九真藤紅內消赤葛斗門瘡帚大明曰其藥本
草無名因何首烏見藤夜交便即采食有功因以
采人為名爾時珍曰漢武時有馬肝石能治人髮
故後人隱此名亦曰馬肝石赤者能消腫毒外科
呼為瘡帚紅內消斗門方云取根若獲九數者服

何首烏　九

之乃仙故名九真藤此藥本名交藤因何首烏服而
得名也苦濇稟夏秋之令味苦而濇主降主收故
溫稟出故受木氣根核之陰得春令上升之木氣
陰合陽氣從子辰中左升甚偏也少陽之氣偏上
失陰和之其陽氣內燥頸筋之液結而成核果之
道之而生以首烏苦濇之味降偏上之陽收聚陽
氣內歸戌土歸中濕生土水二歸之陰和陽氣從
子辰中左升少陽陽氣得陰和之頸中之核得陽
氣濕舒可以漸之消除當何首烏善殊苦濇故

其主治瘰癧毒氣偏陰氣壅塞肉中而生癰
腫以首烏苦濇微溫氣味收聚陽氣內藏戊土藏
中壅塞之陰得陽氣運之而腫可消曰消癰腫陽
氣偏上而浮頭面肌腠之陰失陽氣內運而生瘡
以首烏苦濇微溫氣味收聚偏上則浮之陽氣內
藏戊土藏中頭面肌腠之水陰得陽氣運行其瘡
可愈曰療頭面風瘡五土數也痔隱瘡也土中之
水下滯肛旁生為隱瘡得內藏之陽氣內運木藏
根核之陰水氣得陽氣之運之隱瘡可愈曰治五

何首烏　十

病心火症也多認之土症也陽氣偏上浮於土中水陰止而不行陰失陽氣舒通而心痛以陽氣内症戌土症中土之陰以陽氣混舒至痛已曰止心痛土之陰以陽生陽以陰生而血氣皆以至益曰益血氣髭口上須也髭姿也為姿容之美也髮血之餘根也以陽氣内症戌土症中生根核之陰豐偏口上之須及髮以陰助之髭髮色至潤澤而姿容顏色之美曰至髭髮悅顏色陽氣内症不失其常土水中之陰陽氣得而營衛有張精龍充至壽延長

面名異藥名稱百部隨子所業其常土水中陰

氣藥婦人產後及帶下病乃陽氣潤舒於水之陰

氣于陰於而諸病自无日久服長筋骨益精能延

年不老亦治婦人產後及帶下洪疾

百部氣味甘微溫無毒主治欬嗽上氣火炙酒漬飲

之別錄治肺熱潤肺甄權治傳尸骨蒸勞治疳殺蚘蟲寸

白蟯蟲及一切樹木蛀蟲燼之即死殺蝨及蠅蠓大明

釋名婆婦草時珍曰其根多者百十連屬如部伍

然故以名之甘稟中央土味主緩土氣陰濕稟木

癃出於受根核之陽氣內達陰氣合天之太陽大
氣混時從子辰中左開其偏也陽氣偏半裏上亥
水之陰氣偏半裏上氣道中阻礙呼吸而欬嗽上
氣以百部甘温氣味再以火炙之乘熱漬酒飲之
中土闔温偏上之陽氣內癃亥水之陰氣隨陽氣
內癃已來之厚痰闔百部甘温性潤至痰從喉竅
中氣道欬出未來厚痰之水仍歸中土闔陽氣運
行為液氣道中呼吸時降氣利欬嗽上氣自解曰
百部氣味甘微温傳主治欬嗽上氣火炙酒漬

飲五別錄療霍亂吞[illegible][illegible]津化熱司燥以百
部甘溫柔潤氣味內溫土藏之陰土藏陰溫偏上
之陽氣即藏肺金氣清陽內藏並得土生金氣溫
潤不燥曰治肺熱潤肺權甄傳務也尸指腳也勞火
炎上也陽氣務還次第表裏至半裏上不內藏半
裏下戌土藏中陽氣偏外司蓋熱如左肯間以百
部甘溫性潤內緩土氣土藏得溫陽氣自藏蓋熱
自退土水之陰得陽內生司陰陽之氣子開午闔
不失其時其勞即愈曰治傳尸肯蓋勞痛痹病也

百部　十二

蟯腹中短蟲也脾土陰失陽化胃土中蚘蟲不安
陰溼之氣鬱遏木氣根核之陰不能陽氣所達生
表鬱而化熱腹中所生寸白短蟲以百部甘溼氣
味內溫腹土氣陽內氣腹中陰得陽化土氣疏通
木氣之陰得陽左達蚘蟲得安寸白短蟲即死從
大便下出曰治府殺蚘蟲寸白蟯蟲凡蟲因溼而
生見陽即死樹木之汁循皮叶降上下無生蛀蟲
人身毛竅中無液內滞不生蝨土地之氣疏通無
生蠅蠓木中蛀蟲竹百部燒烟薰之蚊蟲即死

分毒殺壹蟲、蠐螬、蠐螻搽之以蝨除蚤蠅
蠓之，突以百部燒烟熏之，以蚤曰及一切樹木蛀
蟲，燼之即死。殺蝨及蠅蠓。大明

威靈仙氣味苦溫無毒。主治諸風，宣通五藏，去腹內
冷滯，心膈痰水，久積癥瘕，痃癖氣塊，膀胱宿膿惡水，
腰膝冷痛，療折傷。久服無有溫疾瘧。開寶

時珍曰：威言其性猛也，靈仙言其功神也。苦稟夏
令火味，主降陽氣；溫稟春令木氣，主溫生木。根
核之陰，合太陽大氣之於子辰，卯左開半表，其偏也

此行誤寫高一字

諸於也五土數也藏藏也於陽氣偏半裏上不酉藏
戌土藏中以威靈仙香味降手偏半裏上陽氣內
藏戌土藏中陽氣藏土之陰陽陽氣宣通腹內之
陰陽陽氣運行手陰不滯腹裏曰威靈仙氣味苦
溫無毒主治諸風宣通五藏去腹內冷滯心火藏
也不調之土藏也心膈心胖之間也火藏之陽氣
內藏土藏氣運膈間痰水陰陽氣運行曰忌心膈痰
水火常於中也陽氣內藏戌土藏中腹內陰積為
癥瘕痃癖之塊以依陽生土氣傳其本先生之帶諸積

自解曰[illegible]膀四旁也胱光明也
太陽大氣內蒸戌土蒸中溼生土水二蒸之陰地
之陰合太陽大氣從子辰中左開至陽乃陰光明
半表天之陰固太陽大氣從午辰中右闔至陰乃
陽光明半裏軀殼中宿膿敗水乃陽氣運行皆除
曰膀胱宿膿惡水半表腰中之陰乃陽氣溫之升
痛半裏膝中之陰乃陽氣溫之升痛拘傷之升半
表陽乃陰續半裏陰乃陽續拘傷自愈曰腰膝冷
痛療拘傷陽氣內蒸戌土蒸中升失其常陰陽氣

溏瀉則表裏不息無有寒泄病瘧疾其曰久服無

寒泄疾瘧

高良薑　氣味辛大溫無毒主治暴冷胃中冷逆霍亂

腹痛別錄

釋名蠻薑綱目子名紅豆蔻時珍曰陶隱居言此

薑始出高良郡故得此名按高良即今高州也

漢為高涼縣吳改為郡其山高而稍涼因以為名

則高良當作高涼也辛熱稟秋令之金味大火西涼而味

辣大溫無毒稟金德之燥氣本經並未載全冊偏也

陽氣温君奔脾土吾臣總陰竄筆下氣有冷而陽痛
外逆中土之氣猝氣腹中陰失陽運而痛以高良
薑氣味辣而大温内温辟土之陰辟土氣温胃土
之氣有温陽氣從午辰右闔未復戌土藏中土之
陰温土氣得陽疏運而中土得陽治之腹痛已曰
高良薑氣味辛大温無毒主治暴冷胃中冷逆霍
亂腹痛
楊士瀛曰噫逆胃寒非高良薑為要萃人參茯苓
佐之為其温中解散胃寒和偏表陽氣之逆裏也

高良薑　十五

心口痛方云凡男女心口一點痛者乃胃脘有滯或有氣或有寒也多因怒勞之後而起遂致終身俗言心氣痛者非也用高良薑酒洗七次焙研乾附子以醋洗七次焙研各記明末存之病因寒甚者薑末二錢附末一錢因怒乃者用附末二錢薑末一錢寒怒兼有者各一錢五分以米飲加入生薑汁一匙鹽一捻服之立止

紅豆蔻氣味辛溫無毒主治腸虛水瀉心腹絞痛霍亂嘔吐酸水解酒毒藏器

生紀事之冊

高良薑子、名紅豆蔻、

腸名指赤腸與吾藏隔其氣也水穀入胃火府中陽氣不能蒸化水穀之陰不從胃之津門蒸出外榮肌表虛水下陷而下寫土藏之陰失陽氣温通而腹絞痛中氣猝亂上嘔下泄或嘔酸水以紅豆蔻味辣氣温助火府之陽蒸化水穀之陰從胃之津門蒸出外榮肌表水不下泄火藏之陽氣來復腹中陰得陽通而腹不絞痛中土之陰得陽治之不嘔吐下泄陽氣來復腹中木藏之陰得陽左行水不滯上而化酸飲涩日積之水陰得陽氣內

冩偏裏之水陡不聚而為害白紅豆蔻氣味辛溫
無毒主治腸虛水瀉心腹絞痛霍亂嘔吐酸水解
酒毒
豆蔻氣味辛溫濇無毒主治溫中心腹痛嘔吐去口
臭氣別錄
釋名草豆蔻開寶漏蔻草物志草果時珍曰按楊
雄方言云凡物盛多曰蔻豆蔻之名或取此義豆
象形也南方異物志作漏蔻蓋南人字無正音也
今雖以草為果者修塞料綱當書之草果世稱

金盡所藥吾聲隱語筆錄迷羅細辛讀
稟秋令金味主收主降濕稟春令木氣主生主長
甘春降与升甘偏也陽氣偏半裏外中土失濕火
藏之陽氣不來復腹中陰失陽通而腹痛土中之
水逆上化嘔吐口屬脾土脾土之陰失陽氣濕和
於裏而口氣作臭以豆蔻辛濕濇氣味收聚陽氣
内藏戊土藏中濕通表陰土得陽氣濕通腹痛即
已陽氣内藏土中之水得陽氣濕運化子辰左吐
自不逆上化口嘔吐陽氣内藏脾土之陰得陽氣

溫和口臭即解。曰豆蔻，氣味辛溫濇，無毒，主治溫
中心腹痛嘔吐，去口臭氣。
時珍曰：草豆蔻、草果雖是一物，然微不同。今建寧
所產豆蔻，大如龍眼而形微長，其皮黃白，薄而稜峭，
其仁大如縮砂仁而辛香氣和。滇廣所產草果，長
大如訶子，其皮黑厚而稜密，其子粗而辛臭，彼人
皆用芼茶及作食料，恒用之物。廣人取生草蔻入
梅汁，鹽漬令紅，暴乾薦酒，名紅鹽草果。其初結小
者名鸚哥舌。元朝飲膳，皆以草果為上供。冊

霍瘧胃弱不盛每重錢隨枚薑棗煨熟去麵研入

胃散二錢水煎服經效濟世方

氣霍瘴瘧熱少寒多或單寒不熱或霍熱不寒用

草果仁淡附子等分生薑七片棗二枚煎服名果

附湯濟生方

脾寒瘧疾寒多熱少或單寒不熱或大便洩而小

便多不能食用草果仁淡附子各二錢五分生薑

七片棗二枚煎服醫方大成

白豆蔻　十八

白豆蔻氣味辛大溫無毒主治積冷氣止吐逆反胃

消穀下氣開寶

釋名多骨藏器曰白豆蔻出伽古羅國呼為多骨
其草形如芭蕉葉似杜若長八九尺而光滑冬
不凋花淺黃色子作朵如葡萄初出微青熟則變
白七月采之辛稟秋令之味主收陽氣大溫稟春
生夏長木火之氣升也陰氣陽氣備表陰積於裏
而心胸中若有冷氣以白豆蔻仁之辛味收聚備
表之陽氣逐裏以大溫之氣升于表下陰于子辰
中合陽氣左行升張鎮也經云藏氣陰行歸溫

積[illegible]大温無毒主治
積冷氣陽氣之午辰中右周止於裏之陰乃陽氣
還而下降至陰自子上逆而吐曰吐逆陽氣右周
脾土之陽未復食入胃中之穀乃陽並化穀食之
陰自不反出其氣下降曰反胃消穀下降氣

縮砂蔤氣味辛温濇無毒主治虛勞冷瀉宿食不消
赤白洩痢腹中虛痛下氣開寶
釋名時珍曰名義未詳藕下白蒻多蔤取其密藏
之意此物實在根下仁藏殼内亦或其意與辛濇

禀秋令金味主收緊偏肺之陽氣内藏戌土藏中下
濕稟春令木氣主温肝木藏根核之陰合太陽大
氣淫子辰中左升豐偏也曰缩砂蔻氣味辛温濇
豐毒密陰土中陽密也勞火炎上也陰土中陽氣
炎上土中之陰下濁宿住也陰氣住下其陽炎上
食入胃中失脾土中陽氣蓋化其穀不消陰土中
紅白之水化為紅白涷垢下陰腹中陰失陽氣温
通而作痛下焦陽密以缩砂蔻辛温濇氣味收聚
偏上之陽氣下降内藏戌土藏中温肝木藏根核

之陰陽氣血溫暖土燥陽氣炎上左下之陰以陽氣蓋運左行大便自不冷濕食入胃中以得土中陽氣蓋化水穀自消陰土中五色之水以陽氣運行其液不凝聚於裏而為紅白凍垢陽氣來復腹中陰土以陽助之其氣內溫下焦陽復而痛自已曰主治虛勞冷濕宿食不消赤白洩痢腹中虛痛下氣

益智子　辛

益智子氣味辛溫無毒主治遺精虛漏小便餘瀝益氣安神補不足利三焦調諸氣夜多小便者取二十

脾胃.胃字
恐腎字訛

四枚碎入鹽同煎服有奇驗藏器

釋名時珍曰脾主智此物能益脾胃也與龍眼名益智義同按蘇軾記云海南產益智花實皆長穗而分為三節觀其上中下節以候早中晚禾之豐凶大豐皆實大凶皆不實罕有三節並熟其為藥只治水而無益於智其得此名豈以其知歲耶此亦一說也終近穿鑿昂按脾胃之水而陽治之其智因益何也陽氣所南方表陽得水之滋和之生之氣陽則益脾胃中固練囊藏器火冊陽智

之之生長收藏無陰偏隨氣調和表裏豈不益人
水之智乎辛稟秋令金味主收聚陽氣內藏戌土
藏中內榮於裏生萬物根核無偏也溫稟春令木
氣主溫升陰氣外榮於表生萬物枝葉無偏也曰
益智子氣味辛溫無毒心為姹女脾為黃婆腎為
嬰兒水火交濟非黃婆為媒水火陰陽不能相交
心為火藏火藏之陽氣偏外至子辰之時陽氣外
用陀於火中之陰精從消其陽嬰兒水中之陽精
不固而精遺失以益智子辛味收聚偏外之陽氣

内陰戊土陰中生亥水根核之陰溫生木陰之陰
合太陽大氣以子辰中左用陰陽氣固火中之陰
精水中之陽精自不遺泄曰主治遺精陰中陽虛
水氣不固其水易於下泄如漏而小水甚多溺後
尿有餘瀝不淨以益智子辛味收聚偏外之陽氣
溫升木陰之陰氣戊土陰中以陽虛水自不如漏
小便從自出餘瀝不淨曰虛漏小便餘瀝陽氣內
陰戊土土之陰以陽生而陰以益陽用事表陽以
陰生而陽以安表裏陰虛以御其氣是曰無氣也

神道不遠陽氣由藏陰陽並內生土水二陰
陰上中下三焦陽氣右左開闔皆利陰氣皆和曰利
三焦調洪氣夜多小便其此戊土陰中陽少土水
二陰之陰失陽氣之運之以益智子辛味收聚陽
氣內陰戊土陰中濕生土水二陰之陰合陽氣從
子辰中左開夜卧小便自少取二十四枚象二陰
保陽運行四方當偏半裹下之右也益智子研碎
入鹽同煎服鹽味鹹鹹衍也內衍陽氣水陰之中
陽氣衍於中陰得陽固陰得陽氣服之頗見奇驗

日夜多小便共取二十四枚碎入鹽同煎服之奇驗

肉豆蔻氣味辛温無毒主治温中消食止洩治積冷

心腹脹痛霍亂中惡鬼氣冷疰嘔沫冷氣小兒乳霍

開寶

釋名肉果綱目迦拘勒宗奭曰肉豆蔻對草豆蔻

為名去殼只用肉肉油色共佳枯白瘦虛共劣时

珍曰花實皆似豆蔻而無核故名藏器曰肉豆蔻

生胡國名迦拘勒大船來即有中國無之其形圓

小皮紫緊薄中肉辛辣生崑紙侖生味生嶼聚

陽

氣血疏戒土疏者偏陰溫氣甚令木氣主溫中

木疏根核之陰合太陽大氣從子辰中左開者偏

也曰肉豆蔻氣味辛溫者妻陽氣不足土疏之中

食入於胃難以消化土中之水止右不左行而下

洩以肉豆蔻辛溫氣味收聚偏外之陽氣內藏戊

土疏中溫叶木疏根核之陰合太陽大氣從子辰

中左開脾土陽復胃中之辰乃陽氣化止於土疏

下洩之水乃陽氣內還左行自午下洩曰主治溫

中消食止洩陽氣偏外不內藏戊土疏中土之陰

肉豆蔻　二十三

失陽氣溫運而積於裏陰失陽通而腹絞痛中氣撩亂上嘔下泄以陽氣并後腹中積冷之陰以化土之陰以陽內運左行土氣疏通以脹痛皆解中土之陰以陽內運左行自無撩亂嘔泄之病曰治積冷心腹脹痛霍亂中作以溪惡陰氣也鬼疰陰氣也疰病也撩以陰氣之病中嘔吐涎沫冷氣不化亂滯積中撩然嘔泄以肉豆蔻辛溫氣味內溫中土之陰土氣以溫陰戾不正之氣以解土中之涎以陽內化為液自脾上達而[illegible]土氣[illegible]

化五氣亦無時滯無自解腫中美鬼氣冷疰喧淋病
氣小兒乳霍

薑黃氣味辛苦大寒無毒主治心腹結積疰忤下氣破血除風熱消癰腫功力烈於鬱金唐本草

藏器曰薑黃真者是經種三年以上老薑能生花花在根際一如蘘荷根節堅硬氣味辛辣種薑處有之終是難得西番亦有來者與鬱金蒁藥相似如蘇恭所說即是蒁藥而非薑黃蓬莪茂釋名蒁藥蘇又言薑黃是蒁鬱金是胡蒁如此即三物無別

遞相連名總稱为蒁己功用不殊而今鬱金味苦寒色赤主馬熱病薑黃味辛溫色黃蒁藥味苦色青三物不同所用各別蘇器曰薑黃辛少苦多性熱不冷大寒誤矣是主蘇器所云之氣味解之辛稟秋令之金味主收苦稟夏令火味主降熱稟夏令火氣主長陽氣偏半表上左下戌土之陰必寒悖逆也陰氣偏半裏上心腹中之陰氣結積於表失司陰運而病陰氣逆上不降以薑黃辛苦之味收降偏上陽氣內藏戊土藏中絕地之氣攝土

陰陽兩虛惡血者皆忌惟偏重積之陰同陽氣

氣積可散偏上之陽氣下降不逆曰薑黃氣味辛

苦熱無毒主治心腹結積疰忤戌土氣宀陰土絡

中之血瘀結內中之陰壅滯為癰腫以薑黃辛苦

熱之氣味降偏上之陽氣去疰戌土疰中陰土絡

中之血同陽氣溫運于瘀內中壅滯之陰同陽氣

運則解薑黃之功力猛於鬱金曰下氣破血除

風熱消癰腫功力烈於鬱金

古方五痹湯用片子薑黃治風寒濕之氣手臂痛戴

薑黃　二十五

原禮要訣云片子薑黄能入手臂治痛其兼理血
中之氣滯可也
鬱金氣味辛苦寒無毒主治血積下氣生肌止血破
惡血血淋尿血金瘡
釋名馬蒁震亨曰鬱金無香而性輕揚能達酒氣
於高遠古人用治鬱遏不能升者恐命名因此也
時珍曰酒和鬱鬯昔人言是大秦國所產鬱金花
香惟鄭樵通志言即是此鬱金其大秦三代時未
通中國安得有此草羅願爾雅翼亦云是此根也

鬱金黄赤藥毒蠱積陰氣並通而根形狀若
蓬莪蒁而醫馬病故名馬蒁辛稟秋令金味主收
苦稟夏令火味主降穴稟冬令水氣主藏陽氣備
於裏戊土之陰氣穴陰土絡中之血失陽氣運
則而內積以鬱金辛苦之味降備上之陽以穴之水
之陰外固陽氣內藏戊土藏中而備陽氣下降內
藏戊土藏中陰土絡中內積之血得陽運則陽氣
下降內藏土中土得陽氣溫生而肌肉長止於裏
之血陰得陽氣運則不得敗血得陽運則從大便

鬱金

二十六

下出曰藝之生氣味辛苦寒無毒主治血積下氣生
肌止血破惡血戊土藏中陽氣偏虧而陰土絡中
之血下淋澀小便尿出以藝之辛苦寒之氣味收降
陽氣內藏戊土藏中陰土絡中之血以陽氣上乘
而子下淋尿血可愈曰血淋尿血刀斧瘡傷之口
以陽氣內藏土以陽生肌血以陽內運瘡口可斂
曰生瘡
范石湖文集云嶺南君挑生之害於飲食行厭禱
法魚肉能反生於腹中生活當能殺人[illegible]

所以覺胃脘脹痛，吞且艱隘，蓋則生在脘中也。胃鬲痛即用此藥，或膽礬吐之；若鬲下痛急，以米湯調藥並末二錢服，即瀉出惡物；或合此藥並服之，不能吐即下。李巽岩侍郎為雷州推官，鞫獄得此方，活人甚多也。

補骨脂

補骨脂 氣味辛大溫，無毒。主治五勞七傷，風虛冷，骨髓傷敗，腎冷精流，及婦人血氣墮胎。開寶

釋名 破故紙 開寶 用 婆固脂 藥性論 胡韭子 時珍曰：補骨脂言其功也。胡人呼為婆固脂，而俗訛為破

二十七

白紙也白韭子因老子状相似孤胡地之韭子也
辛稟秋令並味收聚偏外陽氣丙從戊從中黃偏
也大溼稟春令木氣溼生木從根核之陰合天之
太陽大氣從子辰中左用黃偏也五土散也勞火
炎上也七由子辰散至午辰也傷損也陰土中陽
氣偏外炎上土水二從之陰失陽氣溼生而陰内
損偏外炎上之陽黃陰滔之為勞子水之陰失陽
内生為損黃水之陰液上滔陽降與百五勞七傷
以補骨脂氣味辛大溼收聚偏外氣上之下濟氣内

腎盛豆藏黑生寒聲髓子巢土水二腎之陰也陽由生合太陽大氣長子辰中左甬上滑陽降太陽之開陽乃陰生太陽之闔陰乃陽生勞損之病可愈曰補骨脂氣味辛大溫無毒主治五勞七傷風陽氣也寒陰土中陽寒也陽氣偏外炎上陰土中陽寒氣冷骨髓之陰失陽氣溫生而損敗水腎中陽少陰精之固不固之精外流如婦人陰土中之血氣日失陽氣溫養而血瘀土定之胎不固而墮以補骨脂味辛收聚偏外炎上之陽氣內腎戌

補骨脂 二十九

土産中混生土水二産之陰骨陽陽氣温生髓之陰精在生水中以陽內固骨産不定之精固之氣在固精不外流土水二産之陰以陽血之陰遂土氣不定之胎可以不墮曰風冷骨髓傷敗腎冷精流及婦人血氣墮胎頌曰補骨脂令人多以折桃合服此法出於唐鄭相國自敘云予為南海節度年七十有五越地卑濕傷於內外眾疾俱作陽氣衰敗服乳石補藥百端不應元和七年有訶陵國舶主李摩訶知予病狀遂傳此方并藥予初疑

未服摩訶稽首固請遂服之經七八日而覺應驗

自爾常服之功神效驗十年二月罷歸京錄方傳

之用補骨脂十兩酒洗淨去皮曝乾搗篩令細胡

桃肉二十兩湯浸去皮細研如泥更以好蜜和令

如飴糖瓷器盛之旦日以煖酒二盃調藥一匙服

之後以飯壓如不飲酒以開水調服彌久則延年

益氣悅心明目補添筋骨忌芸薹羊血

沈香氣味辛微溫無毒主治風水毒腫去惡氣劉治

上熱下寒氣逆喘急大腸虛閉小便氣淋男子精冷

沈香　二十九

時珍

釋名沉水香綱目蜜香時珍曰木之心節置水則沉故名沉水亦曰水沉半沉者為棧香不沉者為黃熟香南越志言交州人稱為蜜香謂其氣如蜜脾也梵書名阿迦嚧香恭曰沉香青桂雞骨馬蹄煎香同是一樹出天竺諸國時珍曰按李珣海藥本草謂沉者為沉香浮者為檀香梁元帝金樓子謂一木五香根為檀節為沉花為雞舌膠為薰陸葉為藿香並誤也俟異日查紀驗哉謂五冊一本

其界胃發膏嘉痰饑隋桂書歸難肯其是矣
珍曰粥入丸散以紙裹置懷中待燥研之或入乳
鉢以水磨粉曬乾亦可若入煎劑惟磨汁臨时入
之辛稟秋令金味主收聚陽氣内藏戌土藏中其
偏也性溫稟春令木氣而溫木藏根核之陰氣合
太陽之氣居子辰中左開其偏也曰沉香氣味辛
性溫其毒風陽氣也水陰氣也毒腫謂土藏中陰
氣偏甚也惡氣謂土藏中之陰失陽氣治之而為
害也陽氣偏勝土藏中之水陰亦偏於勝而腫陰

氣偏甚至經爲甚土藏之陰失所治之至陰偏而
爲害以沈金之辛味收聚偏勝之陽氣而藏戌土
藏中以滋溼之氣內溼木藏根核之陰合太陽大
氣居子辰中左開陽氣內藏偏勝之水陰亦隨陽
氣內藏至經自消土藏中偏甚之水陰得陽治之
至陰得陽氣運行而偏於表爲害曰主治風水毒
腫去惡氣蹤別陽氣偏半裏上作熱半裏下土水二
藏之陰因穴至偏陰隨陽氣逆半裏上爲喘急以沈
金之辛味收聚外欲陽氣內藏戌土藏中冊之熱

解[illegible]根核之陰合太陽大氣從子辰中左開下之穴解手陰氣不逆本裏上而喘急曰治上熱下穴氣逆喘急太本表也腸暢也小本裏也便順也利也本表陽氣失陰助之暢以本裏大腸之氣霑閉本表陰氣失陽氣固以本表手陰淋瀝於小便胃水藏中之陰失陽藏之而精冷以沈香之辛味收聚偏上之陽氣內藏戊土藏中以斂藏之氣內達木藏根核之陰合太陽大氣從子辰中左開陽得陰助暢術本裏陰得陽生而升

沈香

三十一

蓋内陰陽陽開而不閉裏寒裏水陰陽陽順利於表而不淋下水陰中陽陽内澀而陰精不冷曰大腸蓋閉小便等淋男子精冷時珍

藿香枝葉氣味辛微温無毒主治風水毒腫去惡氣止霍亂心腹痛別錄

釋名兜婁婆香時珍曰豆葉曰藿葉似之故名楞嚴經云壇前以兜婁婆香煎水洗浴即此法華經謂之多摩羅跋香金光明經謂之鉢怛羅香皆兜婁二字梵言也涅槃經謂之迦算香頌[illegible][illegible]

嶺盡穿赤愛番禺薩篁生苗莖極甚密
叢葉似桑而小薄六月七月采之須黃色乃可收
金樓子及俞益期牋皆云扶南國人言五香共是
一木其根是旃檀節是沈香花是雞舌葉是藿香
膠是薰陸故本草以五香共條義亦出此辛稟秋
令金味主收聚偏於陽氣內發戌土發中焦濕稟
春令木氣主濕叶幽微受木發根核之陰合太陽
大氣從子辰中左開其偏也風陽氣也水陰氣也
忌氣誤陰土之陰失陽氣濕生于陰偏甚陽氣偏

所水之陰氣每偏於外陰氣偏甚足腫以藿香之
辛味收聚偏外陽氣内藏戌土藏中以除濕氣味
濕叶木藏根核之陰合太陽之氣浮子辰中左開
陽内藏偏外之水陰氣隨陽氣内藏肌表之經即
足得土得濕而土之陰無偏曰藿香氣味辛除濕
無毒主治風水毒腫去惡氣戌土藏中陽少土中
之水逆于裏狠氣足上咽下漏火藏之陽氣不和
後腹中陰失陽通而腹痛以藿香之辛味收聚偏外
之陽氣内藏戌土藏中以除濕葉木藏根核

之陰實奔豚中暑痛隨逆上之水奔雍木
之降乃陽左開陷下之水乃陽左運吐瀉即解火
雍中陽氣未復腹中陰乃陽通腹痛奔已曰止霍
亂心腹痛

丁香氣味辛溫無毒主治溫脾胃止霍亂壅脹風毒
諸腫齒疳䘌能發諸香開寶

釋名丁子香嘉祐雞舌香雍器曰雞舌香與丁香
同種花實叢生其中心最大者為雞舌擊破有順
理而解為兩向如雞舌故名乃是母丁香也禹錫

曰按齊民要術云雞舌香俗人以其似丁子故呼
為丁子香時珍曰宋嘉祐本草重出雞舌今併為
一辛稟秋令金味主收聚陽氣內產戊土產中豐
偏也濕稟春令木氣主生木產根核之陰氣合太
陽大氣從子辰中左開豐偏也曰丁香氣味辛溫
豐之壽脾戊土也胃戊土也陽氣偏則戊土之陰不
濕戊土之陽不熱戊土中水陰止於裏不行於表
逆于裏上從口而嘔吐下陷于表下從穀道外而
下泄陰氣壅塞於裏偏而鬱熱丁香辛味善收斂偏

陽氣內藏戊土甘暢陽以氣令木氣溫生木
根核之陰合太陽大氣從子辰中左升曲偏戊土
之陰得陽溫之而暖戊土之陽得陰助之而和土
中之水得陽治之不上逆半裏上而嘔吐不下陷
半表下而下泄陰氣不壅塞於裏而脹滿曰主治
溫脾胃止霍亂壅脹風陽氣也風毒謂陽氣偏甚
於表而土中水氣亦偏於表而腫以丁香辛味收
聚偏外之陽氣內藏戊土藏中溫生木藏根核之
陰從子辰中左開陽氣內藏壬水之陰亦隨陽氣

丁香

三十四

内臟而外寒手腫自消曰風毒洪猛腑病也蟲小
發也蟲乃胃之餘胃屬水臟中陽生水臟中陽氣
偏外蟲中陰濕之氣内過而蟲中病小發以丁壬
辛味收聚偏外之陽氣内臟戊土臟中水臟中陽
後蟲中陰濕氣則發因陽氣内化而小發死曰蟲
腑蟲無氣屬土五臟各具無味因陽氣内臟戊土
臟中五臟酸甜苦辣鹹各具無味五味之氣相生
無露露出病陽氣内臟無五味之氣自能開發左
右上下生之無已倘能熟讀詳經事之冊

檀香氣味辛溫無毒主治消風熱腫毒弘景

釋名旃檀綱目眞檀時珍曰檀善木也故字從亶
亶善也釋氏呼爲旃檀以爲湯沐猶言離垢也番
人訛爲眞檀雲南人呼紫檀爲勝沈香即赤檀也
辛稟秋令金味主收聚陽氣内藏戊土藏中無偏
也溫稟春令木氣主陽生木藏根核之陰合太陽大
氣浮子辰中外开無偏也曰檀香氣味辛溫無毒
非風陽氣也陽氣偏甚於裏表上而作熱陰氣亦偏
於上而經甚以檀香辛溫味收聚偏上陽氣陽内

檀香　三十五

疵之所不偏於外而作熱陰氣陽所氣內疵左刂
不聚于裏上而為經毒曰主治消風熱經毒
降真香氣味辛溫無毒主治燒之辟天行時氣宅舍
怪異小兒帶之辟邪惡氣珣李療折傷金瘡止血定痛
消腫生肌時珍
釋名紫藤香綱目雞骨香天刂时氣宅舍怪異皆
陰忌不正之氣以降真香燒之其氣芳烈陰忌之
氣得此氣味薰之即解曰降真香氣味辛溫無毒
主治燒之辟天刂時氣宅舍怪異兼免隔蠱未

佩[illegible]之氣曰小兒帶
之辟邪惡氣李珣时珍曰降香唐宋本草失收唐慎
微始增入之而不著其功用今折傷金瘡家多用其
節云可代沒藥血竭按名醫錄云周崈被海寇刃
傷血出不止筋如斷骨如折用花蕊石散不效軍
士李高用紫金散掩之血止痛定明日結痂如鐵
遂愈且無瘢痕叩其方則用紫金藤香瓷瓦片刮
下研末爾即降真香之最佳者其色殷紫人患按降
真香汁黏味辛能收聚陽氣不可鹹澀能則其痰

降真香 三十六

血又能生肌汁黏能合于肌使瘡口不裂故爲金瘡妙藥 曰療折傷金瘡止血定痛消腫生肌時珍

薰陸香乳香氣味微溫無毒主治風水毒腫去惡氣伏尸癮瘮癢毒乳香同功別錄

宗奭曰薰陸即乳香爲其垂滴如乳頭也 時珍曰陳承言薰陸是總名乳是薰陸之汁下滴結成形如乳頭也然深稟春令木氣從半裏下出然受內達于陰氣合天之太陽大氣從子辰中左開其備也曰薰陸乎乳乎[illegible]溫[illegible]毒氣[illegible]制水陰

氣也無毒療癮疹癢毒腫也陽氣精所由之陰氣精甚肌中少陽運之而種以乳其脈浸毒之精之性入幽脈受内季之木茂根核之陰陽子辰左乾上升精所之陽氣以陰和之固之含艮内凝成土凝中精所之水陰各合陽氣内凝肌中精甚之水以陽氣運動而腫也曰主治風水毒腫惡氣謂陰分以陽而陰氣為惡也伏匿也尸體中之陰氣也癮疹也癢毒謂皮膚所小起如痱而搔癢腫也精裏之陰少陽氣溫運左行而為惡氣陰氣匿裏表皮

薰陸香 乳香 三十七

外小兒如癧瘍瘡腫以乳香入肺濕其痛之性內
達木能根核之陰氣左行上通之陰陽而為患
氣層內之陰陽而伏於裏體中之陰陽和之
體中之陰陽因之皮毛氣流肌腠中內沸之水
通以癧瘍搔瘡氣腫自解曰去惡氣伏尺癧瘍瘡
毒乳香同功
楊清叟云凡人筋不伸者敷乳香末之筋即伸患
用過一次之筋不能伸外敷十餘次愈
莎草香附子氣味甘微寒無毒主治〔除〕胸中熱充皮毛

服食壽養長叢纂隨筆

釋名雀頭香時珍曰別錄祇云莎草不言用苗用
根後世皆用其根名香附子而不知莎草之名也
其草可為笠及雨衣疏而不沾故字从草从沙亦
作蓑字因其可為衣垂緌如孝子衰衣之狀故又从
衰也其根相附連續而生可以合香故謂之香附
子上古謂之雀頭香甘稟中央土味主緩陽氣暢
宣稟幽暢受水德之陰氣可固冬令陽氣內歸戌
土德中曹偏也胸膺也肺之部署也血陽章也人

莎草香附子　三十八

身陽氣泄秋令天之金氣下降至于陰而合秋令
天之金氣下降于陽在胃中作熱肺主皮毛陽氣
至于時而降陽氣逆上金受火刑皮毛而充於外
以烏附子味甘上騰陽氣下降以幽微受寒水之
陰氣所固陽氣內藏戊土藏中陽內藏胃中而熱
肺金之氣得土藏中陽氣泄生戊土之陰得內藏
陽氣所榮肌表皮毛氣充曰薄氣烏附子氣味甘
微寒無毒主治除胃中熱充皮毛至于時陽氣內
藏戊土藏中而失傳常儀得偏並其陰逆得無陽氣

浸暑夜赤蕊開晝卷陰陽交會下長生之所以益
鬚眉長曰久服令人益氣長鬚眉
曾學先云凡癰疽瘡瘍皆因氣滯血凝而致宜服
流氣藥引氣通血常器之云凡氣血開泄即以開
臭即逆瘡瘍皆由氣滯而血聚最忌臭穢不潔觸
之毒必引蔓陈正節公云大凡疽疾多因怒氣而
得但服香附子藥進食寬氣大有效也獨能散用
香附子去毛以生薑汁淹一宿焙乾碾為細末無
時以白湯服二錢如瘡初作以此代茶潰後亦宜

莎草香附子　三十九

服之或只以局方小烏沈湯少用甘草愈後服玄牛
氣尤妙　陳自明婦科精要

蜈蚣咬傷嚼香附子塗之立効

香薷氣味辛微温無毒主治霍亂腹痛吐下散水腫　別錄

釋名香茸時珍曰薷本作葇玉篇云葇菜蘇之類也其氣香其葉柔故以名之草初生曰茸辛稟秋令金味主收聚偏於之陽氣內藏戌土藏中世之偏也然濕熏蒸令木氣浸淫本藏根莖枝冊隙[illegible]

子辰申合太陽吾羅辨疃疃篇也曰香薷氣味辛
微溫無毒陽氣偏外陰氣偏內土中之水失陽氣
溫運左行陰失陽通而腹痛至水逆半裏上溢口
吐下溢便利偏外之水失陽氣運之則腫以香薷
辛微溫氣味外收陽氣內藏戊土藏中溫運至陰
內溫木藏根核之陰合陽氣溢子辰左裏中土之
陰得陽治之陰得陽通而腹痛已水得陽運上吐
下利亦解陽氣內藏水得陽氣內運外之腫即退
曰主治霍亂腹痛吐下散水腫

香薷

四十

薄荷音賀

薄荷莖葉氣味辛溫無毒主治賊風傷寒發汗惡氣心腹脹滿霍亂宿食不消下氣煮汁服之發汗大解勞乏亦堪生食唐本草

釋名菝蕳时珍曰薄荷俗稱也陳士良食性本草作菝蕳楊雄甘泉賦作茇葀呂忱字林作茇苦薄荷之為訛稱可知矣孫思邈千金方作蕃荷又方音之訛也今人菜用多以蘇州共入藥以蘇產為勝物類相感志云凡收薄荷須隔夜以糞水澆之雨後乃可刈收則性涼不爾不涼也野生者莖葉

氣味都相繇辛熏發散陰氣收濇熏專令木氣
主生賊害也風陽氣也傷損也寒之冬氣也汗液土
液也陽氣偏外為害時至冬令之候寒水之液損
去陽于內陰成土而為傷寒以薄荷辛味收聚偏
外陽氣內陰成土陰中央偏也以溫生之氣內達
木陰根核之陰氣左外央偏也陽氣內陰成土陰
中央偏於外為害土陰之陰液以陽內生外之氣候
自為冬令寒陽內陰而土陰之陰以陽內蓄可
外達半表為汗以和左開之陽曰薄荷氣味辛溫

薄荷

四十一

無毒主治賊風傷寒發汗惡氣謂陽氣偏外土之
陰氣偏內而為不正之惡氣火藏中之陽氣不來
復腹中為陰氣偏裏為脹為瀉中土之水失陽氣
治之猝氣於中上為嘔吐下為便泄宿住也食陰
也住內之水陰失陽氣內蒸不能化行於表以為
荷之辛味收聚偏外之陽氣內藏戊土藏中土之
陰得香陽治而不偏火藏之陽來復腹中土之陰
氣左長不能瀉於裏中土之陰得陽治之不為嘔
下住內之陰得下信陽氣內藏能術敷表曲惡氣

心腹脹滿寒氣蓄食積導氣以薄荷煮汁服

能收陽氣內伏戌土伏中，起土之陰液外達宇表

助陽氣運體外之藥，集曰煮汁服之發汗大解勞

乏，如蜀葵生食之性降之氣不傷胃經曰亦堪生

食

豨薟氣味苦寒有小毒主治熱䘌煩滿不能食生搗汁三合服多則令人吐（蘇恭）主久瘧痰癖搗汁服取吐搗敷虎傷狗咬蜘蛛咬蠶咬蠷螋溺瘡（藏器）治肝腎風氣四肢麻痹骨痛膝弱風濕諸瘡（時珍）

释名希仙綱目火杴子唐本豬母膏又名虎膏狗
膏时珍曰韻书楚人呼豬为狶呼子之氣味辛毒
为薟此子氣臭如豬而味薟螫故谓之狶薟豬膏虎
膏狗膏皆因其氣似及治虎狗傷也火杴當作虎
薟俗音訛爾近人復訛狶薟为希仙矣苦禀夏令
火味主降陽氣穴禀冬令穴水之陰主外固陽氣
内遊戌土遊中無偏也易小毒三字恐訛凡子木
氣味有偏即谓之毒苦穴二字苦降陽氣穴固陽
氣味無偏思按之宜毒也矣無陽氣字也蓋刪改也

蟲得苦寒與毒藥毒降隂不降陰亦偏上不降
陰濕氣發於上即小便生心火病也亦謂之土病
也火病陽氣不降而生煩土病之陰失陽氣溫疏
腹滿而不能食以生（病）豨（陽氣）薟搗汁三合取苦味下降
陽氣守水之陰固陽氣降而病水之陰氣亦降而
病上之燥降陰濕發過氣從而小便黃陽氣降而
煩已陰得陽氣溫疏而滿亦已食為陰陽氣病
之陰得陽氣蒸化而能食此汁不能多服多服初
病之陽氣未足多汁即吸人反吐曰豨薟氣味苦

豨薟　四十三

宜其毒主治蠱毒煩滿不能食生搗汁三合服每

則令人吐蒜蘚癮心病也心火症也系語〻土症也

久疾不愈皆痰涎縧沫內拒土症脅間以豨薟搗

汁服取吐痰涎縧沫痰涎縧沫咽去〻疾自愈曰

主久疾痰癧搗汁服取吐凡人被惡獸咬傷咬時

人即驚慌陽氣驚浮陽此苦宜氣味固陽氣內症

以〻豨薟〻螫性去獸齒之毒陽內症肌肉中氣血

運行而毒不能內乃陽生皮乃陷固而愈曰搗敷

虎傷狗咬蜘蛛咬蠶咬皆傷蛇蟲毒傷肌膚蠼

螋溺瘡，余屬偏甚，主蠲隨之，痛起小泡，色赤而痛。以豨薟樢敷患處，去毛偏熱之毒氣，偏熱氣除，氣血之氣流暢，乃愈。曰：蜘蛛咬、蠶咬、蠷螋溺瘡。藏器

肝木藏、腎水藏陽氣偏外，木藏根核之陰，水藏之陰，皆失陽氣溫生內運，四肢之陰，亦失陽氣外溫，而作痿痹。水藏中陽少，不能滑利骨間之陰，而痛膝。筋之陰失陽助之，而筋軟無力。以豨薟樢苦寒氣味降偏上之陽氣，以冬令寒水之陰外固陽氣內藏戌土藏中，生木藏根核之陰，固水藏中陽氣，陽

豨薟　四十四

固於裏四肢開合痠經骨間之陰得陽利之而骨
不痛膝筋之陰得陽助之而不弱曰治肝腎風氣
四肢痠痹骨痛膝弱風陽氣也濕陰氣也陽氣偏
上承濕之陰每從陽氣偏上升降陰陽之氣皆藉
於毛竅肌表而能內達外開合濕藉而去痹以豨
薟苦寒之氣味降其陽氣內從陽氣戊土從中陽內
從偏外之水陰亦從毛竅氣達左右裏之水陰從子
左開合痹愈曰風濕諸痹時珍
頌曰蜀人單服豨薟法生月絕葉具去用九丹

九日采葉去根莖去實淨洗暴乾入甑中層〻洒
与蜜蒸〻又暴如此九過則氣味極香美熬搗
篩末蜜丸服之云甚益元氣治肝腎風氣四肢麻
痺骨間冷腰膝無力者亦能行大腸氣詳所說
皆云性寒有小毒与唐本同惟文州及高郵州云
性熱無毒服之補益安五臟生毛髮兼主風濕瘡
體肥麻痺婦人久冷尤宜用須去粗莖留枝葉花
實蒸暴兩說不同豈單用葉則寒而有毒并枝花
實則熱而無毒乎抑土地所產不同而然歟時珍

曰生搗汁服則令人吐故云有小毒九蒸九暴則
補人去痺故云無毒生則性寒熟則性溫云熱者
非也謹按江陵府節度使成訥進豨薟丸方
表略云臣有弟䜣年二十一中風伏枕五年百醫
不瘥時有道人鍾針因覩此患曰可餌豨薟丸必愈
其草多生沃壤高三尺許節葉相對當夏五月以
來收之每去地五寸剪刈以溫水洗去泥土摘葉
及枝頭凡九蒸九暴不必太燥但以取足為度仍
熬搗為末煉蜜丸如梧子大空心溫酒或米飲

二三年中忽服至二千丸所患忽加不得憂慮是藥
攻之力服至四千丸必得復故至五千丸當復丁壯
臣依法修合令訮服之果如其言服後須喫飯三
五匙壓之五月五日采者佳奉勅宣付醫院詳錄
又知益州時詠進豨薟丸表畧云切竊以餐石飲水
可作充腸之饌餌松含柏亦堪救病之功是以療
飢者不在於羞珍愈病者何須於異術倘獲飲時
之藥輒陳鄙物之形不恥管窺輒干天聽臣因換
龍興觀掘得一碑內說修養氣術并藥方二件依

豨薟　四十六

方差人々訪向采覓芝草頗有異金稜銀線之莖紫
芳對節而生罥絲火枚莖葉頗同蒼耳子費登高
歷險無常求少獲無急采亂雜廣收甚易倫勤久
服旋見神功謹之至賤之中乃有殊常之効臣自
服至百服眼目清明即至千服髭鬚烏黑筋力輕
健效驗多端臣本州有都押衙羅守一曾因中風
墜馬失音不語臣與十服其病立瘥又和尚智嚴
年七十忽患偏風口眼喎斜時時吐涎臣與十服
每便以瘥今古一劑以差職員賫表奏進冊

烏藥氣味辛溫無毒主治中惡心腹痛蠱毒疰忤鬼
氣宿食不消天行疫瘴膀胱腎間冷氣攻衝背膂婦
人血氣小兒腹中諸蟲蠶藏
釋名旁其拾遺鰟魮鯛目矮樟時珍曰烏以色名
其葉狀似鰟魮鯽魚故呼為鰟魮樹拾遺作旁其
方音訛也南人呼為矮樟其氣似樟也辛禀秋令
金味主收聚陽氣內居戊土居中其偏也溫禀春
令木氣內生根核之陰合太陽大氣之子辰中左
用其偏也中作以讀以陽氣偏於裏上為病火居

中陽氣不足腹中腹中之陰與陽氣混固而痛
陰氣偏甚於裏飲與陽氣混養而為蠱害以烏梅
平澀氣味收聚陽氣不足戌土藏中內澀木藏根
核之陰合陽氣左開以陽氣不足不偏半表上土
之陰得陽氣混固而不痛飲得陽氣混養不偏於
裏而為蠱害曰烏梅氣味平澀無毒主治中惡心
腹痛蠱毒痒病也忤也鬼陰氣也宿住也食陰
也瘦民皆疾也瘴熱病也病陽氣不足半表上為熱
病陰氣往半裏下從陽陰氣化奇耕以烏梅辛味

收聚偏蓄裹土吾揚得陰陽戢土藏中內濕木藏
根核之陰合太陽之氣從子辰中左開土之陰得
陽化往下之陰得陽氣富以人之逆病皆解曰主
忤鬼氣宿食不消天行疫瘴膀四旁也腴光明也
腎間指水藏中真陽也陽氣陰浅明四膀旁陽氣
偏宰裹土失陰助之四旁失其光明腎間水藏中
之陰氣上攻衝背膂之陽道以烏藥之味收聚偏
上之陽氣內藏戊土藏中內濕木藏根核之陰合（中）
太陽之氣左開陽得陰助光明表裏經道陽氣內

烏藥　四十八

乃陰私之水濕之陰乃陽氣濕生自然冷氣攻亂

背膂曰膀胱胃間冷氣攻亂背膂婦人血中陽虛

血之陰虛陽氣濕鬱或滯少腹中作痛或滯左右胃

腹作痛小便腹中陽虛陰濕之氣內蘊易於生疾

以烏藥辛味收聚偏上之陽未後腹中內濕木陰

根核之陰合陽氣左肩婦人血之陰乃陽氣濕鬱

鬱滯小便後中之陰濕乃陽氣濕化之陰左右陰

濕氣解諸疾不生曰婦人血氣小便腹中諸疾

悉實氣味辛平無毒主治頭目補益除風傷劑

釋名鼠黏惡實牛蒡便牽牛大力子頌曰實殼也多
刺鼠過之則綴惹不可脫故謂之鼠黏子時珍曰
其實狀惡而多刺鉤故名惡實其根葉皆可食人
呼為牛菜術人隱之呼為大力也辛稟秋令金味
平稟秋令金氣主收聚陽氣下降無偏也陽氣發
半表上焉降不降天氣失清明以惡實辛平氣味
收聚其陽助天氣清降陽氣降天清明朗而目明
中土之陰得其陽生而中土之氣交益除去也風陽氣
也傷損也陽得天氣清降其陽氣去藏戌土庭中

惡實

四十九

丙陰干損曰忌栗氣味辛平無毒主治明目補中
除風術
琥珀氣味甘平無毒主治安五藏定魂魄殺精魅邪
鬼消瘀血通五淋別錄
釋名江珠二字無解時珍曰虎死則精魄入地化
為石此物狀似之故謂之虎魄俗文從玉以其類
玉也梵書謂之阿濕摩揭婆甘稟中央土味主湲
土氣平稟秋令金氣主收聚陽氣內藏戌土藏中
其偏也魂陽氣也魄陰氣也魂魄神靈之所棲附者

之靈爲魄附氣舍神藏魂隱陽氣偏於土藏之陰矣
陽氣浮生以琥珀甘味緩土中陽氣以秋令之金
氣收聚偏於之陽氣內藏戌土藏中世偏土藏陰
陽生之附氣之神以定曰琥珀氣味甘平世之壽主
治安五藏定魂魄魅鬽魅也山林異氣所生爲人
害其邪鬼不正之陰氣也以琥魄珀甘平氣味溫
舒土氣收聚陽氣內藏戌土藏中世偏五行之氣
相生表裏表裏之氣正能制不正之邪氣作祟曰殺精
魅邪鬼陽氣內藏土藏中陰土陰中滯血以陽氣

琥珀　五十

經〻蓄之氣血不麻於裏陽氣内症土症中土中
〻水同陽氣左則自不滯右淋下曰消麻無蓄五
淋
沒藥氣味苦平無毒主治破血止痛療金瘡杖瘡諸
惡瘡痔漏卒下血目中翳暈痛膚赤開寶
釋名末藥時珍曰沒末皆梵言也志曰沒藥生波
斯國其塊大小不定黑色似安息香苦寒夏令火
味主降陽氣平寒秋令金氣主收聚陽氣内固戍
土症中甚偏也曰陵氣摩等味經平黃芒盡之人用之血

失陰氣滋養無陽氣運則氣不滯血失
陽氣滋養運則凝滯於表不運而痛以沒藥苦味
降偏上之陽以秋令金氣所收聚陽氣內固戌土
藏於陽內固凝滯之血得陽氣破之而不凝不滯
血之陰得其陽運而痛止曰主治破血止痛金瘡
刀斧所傷之瘡也口杖瘡犯法被刑杖之瘡也刀斧
所傷其血所溢之氣所泄以沒藥苦味降之陽氣
秋金平性收聚陽氣無使所泄氣固之血隨陽氣
而固血得陽氣運行而不痹肌肉得之陽生而瘡

口可合被杖之血氣則皮破肉綻爾以没藥苦平
氣味降至陰氣收聚陰氣陽固敗血外出新血乃
陰氣滋養肉則杖瘡可愈因瘀至瘡杖瘡陽氣偏
甚肌中而為惡瘡陽氣偏甚於裏水之陽失陰氣
之循肛旁之支絡下泄生漏以没藥苦味降至陰
氣平性收聚陰氣內固戌土庭中肌肉屬未土中
至陰氣內蓄肌中敗水外出而惡瘡解陷下之水
乃陰氣之分下泄為漏因此惡瘡痔漏土中陰氣
陽土絡中之血猝便下生乃以鑑氣畜周左聯至
血

自眥赤腫血絲隱目膜之裏而為翳人

目象日月也暈目旁氣也捲也陰氣左所捲結之

也陽氣偏上目汁內滯膜裏為翳血之陰氣捲所

目之四隆膚赤陰氣拒之而目睛作痛以沒藥苦

味降偏上陽氣以秋令至氣收聚偏上之陽氣內

固戌土屬也陽內固木屬根核之陰乃陽氣淺子

辰中左南上達目肝之使也膜裏之翳乃木屬陰

陽氣液內還至翳可消陰血之陰乃陽氣內還而

暈所捲之陰氣即散痛可已四隆色赤亦除目

中醫掌痛膚赤

沒藥通滯血，血滯則氣壅瘀，氣壅瘀則經絡滿急，故痛且腫。凡打撲跌傷，皆經絡中氣血不行，瘀壅作腫也。以乳香活血，以沒藥散血，能止痛消腫生肌，故二藥每每相兼而用之。

延胡索 氣味辛溫無毒。主治破血，婦人月經不調，腹中結塊，崩中淋露，產後諸病血運（暈），暴血衝上，因損下血，煮酒或酒磨服。開寶

釋名 玄胡索 好古曰：本名玄胡索，避宋真宗諱改。

延胡索辛溫稟秋金氣味主破血聚偏於陽氣內藏戊土藏府也溫稟春令木氣溫生木藏根核之陰氣合太陽大氣辰子辰中左昇於偏也陽氣偏於血之陰失陽氣溫運血積陰土絡中滯而不行婦女月經不應月而下或短至或過至其腹痛以手按摩腹中見塊拒按以延胡索辛味收聚偏於陽氣內藏戊土藏中行血中氣滯以溫性入木藏根核之陰交以生氣陰合太陽之氣辰子辰中左昇於運氣中血滯積血得之運而下從日生之

秋血循經絡內蓄其阻婦女月經不應月而下自
來已短腹痛積血除以手按摩其塊如積血未除
阻秋血結則道路壅血聚猶中土之陽氣來固
如壩之決口而崩積血未除崩後淋漓不已以延
故索手經氣味破血中之滯使積血下則積血除
秋血內蓄其阻崩中淋漓自已曰延故索氣味手
經其毒主治破血婦人月經不調腹中結塊崩中
淋露損失也產後諸血病血氣蓄則血滯陽經阻
失陰和而形氣血停蓄通身無采手下則總而上衝

此因病毒無毒吾下歸臍也氣延胡索辛味收斂
偏上之陽氣內攻血中氣滯再以溫性內達木達
根核之陰氣左升和氣升血滯血氣運則陽得陰
和產以致氣自解忌血得陽運之自升降上而下
則延胡索溫散服或以活磨服內攻至血使之下
則日產以治血病血運暴血降上因損下無益活
或活磨服

前胡氣味苦微寒無毒主治痰滿胸脅中痞心腹結
氣風頭痛去痰下氣治傷寒寒熱推陳致新明目益

精錄別

苦稟夏令火味主降陽氣收空稟出收受空水之
陰氣秉冬令封固陽氣內藏戌土藏中世偏也陽
氣偏半裏上亥水之陰氣偏半裏上水之陰安偏
上之陽氣爍之而為痰涎拒胃脅中地氣失陽氣
從左從肘天氣失陰氣從右清降致胃脅中作涎
而痞心火藏也火藏中之陽氣偏上不主溲腹中
而陰氣結於中陽氣偏上頭部之陰失陽氣內藏
上從半表之陰而做痛胸脅並痰拒逆之斷不同

下陰[illegible]陰隨之[illegible]出此受空水之
陰外固陽氣內藏戌土藏中陽氣降備上亥水之
陰亦降陽內藏在上之痰得陽氣運之從口外吐
亥水之陰不逆於上厚痰外吐胸脇之滿自除陽
內藏地氣溫助天氣清降地天氣交中痞自解火
藏之陽氣不沒腹中陰得陽運氣結亦解陽內藏
頭部之陰得半表陽氣上溫頭痛亦解胸脇絡中
痰去之氣自然下降曰前胡氣味苦微寒無毒主
治痰滿胸脇中痞心腹結氣風頭痛去痰下氣傷

前胡

五十五

損也腎冬氣之至冬令腎水之陰損者子能於固陽氣內藏陽氣浮於肌膚之陰失陽斂之則腎陽氣失腎水之陰內固而熱以前於苦味降之陽氣潛腎之性於固陽氣內藏戊土藏中於之腎熱自已曰治傷腎之熱陽氣內藏在表之舊陰乃陽生之而化熱之陰自合陽氣從子辰中左用陽乃陰益而目明陰乃陽益而精生曰種陰致熱明目益精

蒼耳實 氣味甘溫有小毒主治風頭寒痛風濕周痹

四肢拘攣痛惡肉死肌膝痛久服益氣藏器

釋名胡葈亦作常思弘景蒼耳爾雅卷耳頌曰詩人謂之卷耳爾雅謂之蒼耳廣雅謂之葈耳皆以實得名也詩人思夫賦卷耳之章故名常思甘稟中央土味主緩土氣濕稟春令木氣主溫生木者根核之陰合陽氣於子辰中左關其偏也又小毒又小二字恐其字訛風陽氣也陽氣偏上可臨於下頭部之陰氣空而作痛以葈耳實甘濕氣味和緩陽氣者戌土者亦內濕木者根核之陰陽內者

陽氣自下從上頭部陰陽陽痛而痛已曰葉耳窠
氣味甘從其毒主治風頭空痛風陽氣也從陰氣
也陽氣偏上周身之陰承利而閉塞四肢之筋失
陽氣從潤而拘攣作痛肉屬土土失陽氣從去之
肌氣所膝節之陰失陽氣從通而痛以葉耳窠甘
從氣味內緩土氣外和陽氣內藏戌土藏中之木
藏根核之陰合陽氣從子辰中左開其偏陽內藏
周身之陰乃陽利之而開闔四肢之筋乃陽氣從
潤而拘攣痛已土備陽氣滋生肉參悉冊肌

死膝中膝陽毒痛痛隱氣風溼周痹四肢拘
攣急肉死肌膝痛陽氣內虛戊土虛中之失其常
陽以降益曰久服益氣

鉤藤氣味甘微寒無毒主治小兒寒熱十二驚癇別錄

釋名弘景曰出建平亦作弔藤療小兒不入餘方
時珍曰其刺曲如釣鉤故名或作吊從簡耳古方
多用皮後世多用鉤取其力銳耳甘稟中央土味
主緩土中陽氣隨之稟出陰受水之降外固陽氣
內虛戊土虛中其偏也小兒陽氣偏其表之降土

氣寒肌表氣熱十二指陽氣運轉上下左右二陰
保之陽孟午辰失陰保之風驚癇以鈎藤甘味緩
中土陰氣以冬令味寒之陰氣歸固陽氣內藏戌
土藏也陽內藏陰土之陰得陽氣滋生而不寒肌
表之陽得陰氣凍固而不熱陰液陽氣得子辰左
味陽氣孟午辰得陰潤之右周驚癇風已日鈎藤
氣味甘微寒無毒主治小兒寒熱十二驚癇
馬兜鈴氣味苦寒無毒主治肺熱欬嗽痰結喘促血
痔瘻瘡開寶

竹生紀事之冊

釋名蔚蔓都淋藤隱獨行根又名土青木香又名雲南根綱目名三百兩銀藥宋頌曰蔓生附木而上葉脫時其實尚垂狀如馬項之鈴故得名也時珍曰其根吐利人微有香氣故有獨行木香之名嶺南人用治蠱隱其名為三百兩銀藥肘后方作都淋蓋誤傳也苦稟夏令火味主降肺氣寒稟冬令水氣主外固肺氣無毒調氣味無偏也肺氣偏於裏上而作熱肺金失清肅水之降亦偏於上阻礙氣道呼吸升降而欬嗽稠膈中水涎交

偏上之陽氣燥之而膠痰内結而為鼻息不利其
氣喘促口出而喘急以馬兜鈴苦味降偏上之陽
氣以冬令寒水之陰外固陽内應戌土應中毋偏
於上陽氣降而應亥水之陰每降而應不阻礙呼
吸升降而欬嗽已陰液得陽氣蒸運上升膠痰得
潤從口外吐膠痰去其結解肺氣清鼻息利矣氣
自不從口出而喘急曰馬兜鈴氣味苦寒無毒主
治肺熱欬嗽痰結喘促陽氣偏于表上陰土孫中
之血下陷而為隱瘡陰氣深結者表無大風毒之毒

躁結難解發爲癰疽鼠瘻即瘰癧也陽氣偏半裏上頸筋之液日受火爍干之液内結於頸而生瘰癧以馬兜鈴苦味降偏上陽氣以冬令寒水之陰外固陽氣内藏戊土藏中陽藏陰土孫中之血得陽左行上氣躁結之糞得陽濕潤解大便時下血澁已陽氣内藏陰土之液得陽生之陽左開陰液合陽氣上對頸筋之陰結得陽氣濕潤而癧存可澁解曰血痔瘻瘡

牽牛子

五十九

牽牛子氣味苦寒有毒主治下氣療脚滿水腫除風

毒利小便鍘

釋名綱目黑丑又名盆甑子炮炙論草金鈴救荒狗耳草弘景曰此草始出田野人牽牛謝藥故以名之時珍曰近日隱其名為黑丑白者為白丑蓋以丑屬牛也金鈴象子形盆甑狗耳象葉形苦稟夏令火味主降陽氣寒稟冬令寒水之陰外固陽氣內屬戌土屬水有毒其氣性偏於攻水逆下降也陽氣偏上偏下之水陰內滯每腳發腫而皮皴急其水內滯肌腠胸腹盛腫滿氣喘[illegible]囊之陰

乎和於赤霖承毒乎暢陰隧牽牛子苦味下降偏上
陽氣以冬令寒之水之陰外固陽氣內藏戌土藏中
水之陰回陽還則溫水從大便下泄其脚滿急可
已肌腠中之水回陽內還分腹水腫毋消陽氣去
藏於裏乎偏於外半裏之陰回陽利之而小水暢
以曰牽牛子氣味苦寒有毒主治下氣療脚滿水
腫除風毒利小便

淡竹瀝氣味甘大寒無毒主治暴中風風痹胸中大熱
止煩悶消渴勞復別錄

淡竹瀝　六十

甘稟中央土味主緩土氣太半表也寒之稟冬令寒之
水之陰外固陽氣內藏戌土藏中無備中作乃讀
風陽氣也痹閉也乃陽氣暴浮於上陽氣暴浮裏
之陰失陽圍閉而不舒以竹瀝甘味入土中先緩
土氣以寒水之陰外固陽氣內藏陽內藏戌土之
陰得陽內圍外開半表不閉於裏曰淡竹瀝氣味
甘大寒無毒主治暴中風風痹陽氣備半裏上不
降於裏之子辰裏表而熱於胃中陽氣以上失陰
和而煩悶裏之陰失陽圍當闔稿量備去陽冊之物

失陰潤亦爾消渴飲陽氣兼上而來復於下以

竹瀝之甘味內緩土氣所以竹木之陰固陽氣內

土之實並自能而內陰土並於上而頻飲是也

陰戊土陰中其偏陰乃陽罨而胸爲解陽內陰陰

土之陰乃陽氣基運上潤陽土之燥而消渴已陽

氣乃交於上自復於下曰獨中大熱心煩而消渴

勞復。

淡竹葉氣味辛平大寒無毒主治胸中痰熱欬逆上

氣。別錄

時珍曰竹字象形許慎説文云竹冬生草也故

字彙劉草頌曰竹叢叢有之其類甚多而入藥惟用簺竹淡竹苦竹三竹人多不能辨別按竹譜簺竹堅而促節體圓而質勁皮白如霜苦竹有白有紫甘竹似篁而茂即淡竹也今南人入藥燒瀝惟用淡竹一品肉薄節間有粉其淡竹葉辛平稟秋金之氣味主降偏上陽氣大寒之稟冬令水氣固陰内應戌土應中世偏也陰氣上逆胃中陰土之水氣不逆胸中也水之陰受逆上陰氣燥之而為咳逆嘔吐噎膈阻關氣逆

啘音噎

呼吸升降效吾肅氣隨淡竹葉辛平大寒之氣降

降逆上陽氣陽氣降水之陰而降於內拒胃中

而化痰熱陽氣內藏戍土藏中亥水之陰而降

而內藏於阻礙氣逆升降而欬逆上氣自平曰

淡竹葉氣味辛平大寒無毒主治胃中痰熱欬

逆上氣

淡竹茹氣味甘微寒無毒主治嘔啘溫氣寒熱吐血

崩中別錄

甘稟中央土味主發土氣微寒無毒稟北方寒之

微

淡竹茹　六十二

水之陰外固陽氣內藏戌土藏中無偏也嘔噎
也濕氣並氣也陽氣逆半表裏上土中水氣不能
區別營子辰中左右不陸陽氣逆上從口而嘔
咽中之氣噎而化熱以竹茹甘味緩之土氣以
然此安定水之陰外固陽氣內藏戌土藏中無
偏陽內藏水氣不陽氣內藏之水陰自合陽氣
營子辰中外用左右不逆於口而嘔噎作熱曰
淡竹茹氣味甘微寒無毒主治嘔啘溫氣陽氣
逆半表裏上表之陽氣集之經驗中樞不通

陽氣不密血無所吾錮隨中土之陰不得陽氣固

之至血涌甚名曰崩以竹茹甘味內復土氣以幽

微冬水之陰外固陽氣內藏戊土藏中央偏

裏之氣經下冬陽氣降其血隨之每降表之氣

源下也陽內藏中土之陰得陽固之其血不涌

於上曰冬熱吐血崩中

木瓜氣味酸溫無毒主治濕痹脚氣霍亂大吐下轉

筋不止別錄

釋名義楙時珍曰按爾雅云楙木瓜郭璞注云

木實如小瓜酢而可食則木瓜之名取此義也
或云木瓜味酸得木之正氣故名亦通楙從林
矛諧聲也酸禀木性中陽氣屈也根核受內生
乎陰而味化酸溫禀木性之陰合屈也之陽氣也
從子辰中外開上升其偏溫水氣也膊開也腳
脛也脛居乎裏下部異也陽氣偏外土中水陰
閉塞于左則乎表乎陰聚乎裏下而爲腳氣所
木瓜酸味收聚偏外之陽氣內歸戌土性中入
木性根核受合得性乎陽緣當乎裏下脾濕

氣得寒濕中在肝經陳陰錯與脚氣愈曰木瓜
氣味酸澀無毒主治濕痺脚氣大猛也陽氣偏
於土中水陰失陽內治霍亂於中猛吐猛下在
下水陰泄去足肚內之筋失陽氣溫養失陰氣
柔潤而筋抽搐也已以木瓜酸味收聚偏於之
陽氣內虛戊土及木虛根核之陰受陽氣虛土
中水陰留陽治之上之嘔水下之泄水即已其表
下之筋留陽氣溫養陰氣柔潤其筋自不抽搐
曰霍亂大吐下轉筋不止

木瓜　六十四

山楂氣味酸冷無毒主治煮汁服止水痢淋頭洗身

治瘡癢唐本

釋名赤爪子亦名羊赤爪子當作赤棗蓋棗爪

音訛也楂狀似赤棗故爾范成大虞衡志有赤

棗子發稟木德根核屬乙之陽內應氣味化發

冷稟冬令寒水之陰固陽氣內應戌土應中黃

偏也土氣不疏水氣利下不從子辰左昇上利

而下利以山楂與汁服發味入木應根核屬合

屬乙之陽氣宣鬱暢氣展鄉衛陽氣達而升左經

毒中亦陰氣藏陽氣陰兼水上利金下秋曰

山楂氣味酸冷無毒主治其汁服止水痢瘡文

言倉倉中穀氣實而不疏乃生蟲人患瘡乃肌

肉中外表毛竅養之穀氣實而不疏乃患瘡

生蟲以山楂其汁沐頭洗之以酸冷之氣味外

收聚陽氣下降以守水之陰外固陽氣內藏戌

土藏中無偏土氣得陽疏通肌肉毛竅中之穀

氣不疏通水氣表裏淤則生瘡作癢自愈無蟲

自無曰淋頭洗之治瘡癢

枇杷實氣味甘酸平無毒主治止渴下氣利肺氣止
吐逆主上焦熱潤五藏瞅葉氣味苦平無毒主治卒
啘不止下氣煮汁服別錄
釋名宗奭曰其葉形似琵琶故名時珍曰按郭
義恭廣志云琵琶易種葉微似栗冬花春實其
子簇結有毛四月熟大者如雞子小者如龍眼白
者為上黄者次之無核者名焦子出廣州又楊
萬里詩云大葉聳長耳一枝堪滿盤荔支分与
核金橘却無酸慎勿生狀枇杷實其實黃柑央

五

味酸[illegible]而化酸平稟秋

令之金氣收聚陽氣內藏戌土藏中毋偏也陽

氣偏上左下陰液不升陽土之陽失陰潤之而

口渴陽氣偏上肺金之氣不下降至水氣亦不

下降上逆於口而吐陽氣偏上不內藏戌土藏

中上逆氣熱土藏之陰失陽氣溫潤而不安和

以枇杷實之甘味內榮土氣以酸味入木藏根

核實內含之陰合陽氣從子辰中左開以平性

收聚陽氣內藏戌土藏中毋偏陽氣降陰液升

枇杷實

六十六

口渴止陽氣降肺金之氣亦降下氣利下水亦隨之利下矣逆於上而吐上逆之氣清而不熱陽氣內蘊陰得陽潤而土蘊氣和曰枇杷實氣味甘酸平無毒主治止渴下氣利肺氣止吐逆主上焦熱潤五藏明大枇杷葉味苦稟夏令火味主降陰氣平稟秋令之金氣主收聚偏上陽氣下降甚偏也卒啘謂咽中之氣卒得之氣噎之氣噦也以枇杷葉苦平氣味其汁所降偏上陽氣陽氣下降咽中之氣[illegible]噎[illegible]噦[illegible]曰藥

柹蔕柹字本此
柹字俗化柹作
柿皆訛矣

氣味苦無毒主發陰陽舉上下氣出汁附翻

柹蔕氣味濇平無毒主治欬逆噦氣煮汁服孟詵

釋名時珍曰柹從𠂔音滓諧聲也俗从市柿訛矣

故名鎮頭迦爾雅翼柹有七絕一壽二多陰三

無鳥巢四無蟲五霜葉可玩六佳實可啖七

落葉肥大可以臨書也柹蔕味濇氣平稟秋令

之味而收稟秋令之金氣下降陽氣毋偏也陽氣

不降亥水之逆而不降阻礙氣呼吸而欬逆

歲戌字之象形會意諧聲陽氣玄冬令之時萬

止戌土中生土之陰精至冬令之時陽氣偏上
不内應戌土應中下氣逆上或乾嘔或呃逆以
柿蒂濇平氣味具汁服收聚偏上陽氣下降内
應戌土應中無偏陽氣降而應亥水之陰氣降
而應欬逆乾嘔或呃逆自愈曰柿蒂氣味濇平
無毒主治欬逆噦氣具汁服
胡蘆巴氣味苦大温無毒主治元藏虛冷氣得附子
硫黃治腎虛冷腹脅脹滿面色青黑得懷香子桃仁
治膀胱氣甚效開寶

竹生紀事之冊

釋名苦豆容齋隨筆中云有人病目不
覩思食苦豆即於蘆巴頻頻不缺不周歲而目
中微痛如蟲行入眥而目漸明而愈按此亦因
其益命門之功所謂益火之原以消陰翳是也
舊人云命門是右腎中之陽也不若命門之火
乃右腎中之陽也醫林改錯中云命門是包小
腸外之雞冠油內之真陽又名氣府乃命門之
真火也人乃此火而生水穀乃此火而化肌體
之陰乃此火而能得五行相生之氣乃此火而

胡蘆巴　卒八

能相生經絡表裏上下出火一衰水穀不化肌
體不温五月於生經絡之氣即損肌表不榮矣
壽難以延長故蘆巴味苦稟夏令火味主降陽
氣大半表也温稟春令木氣主温半表之水陰
從子辰中合陽氣外達以榮半表世備也土水
二藏之陰充火不生命門主火不足土水二藏
之陰不足如不足陽氣從子辰中左開陽少
陰助之陽氣不足以外榮肌表藏府陽虛陰冷
助附子硫黃之溫生土水元藏生陰求藏中

陰陽腎臟膀胱臍氣虛冷陽氣不復成
土底中生木底根核之陰陰乃陽生左生合太
陽大氣從子辰中左升腹臍之陰利左自下胝
滋陽乃陰助面色鮮明自下焦至膀胱氣俗名
小腸氣也乃蘹香之香從北人呼為茴香能回
過土底之陰乃桃仁之苦甘平氣味和陰土強
中之血滯合胡蘆巴苦溫氣味內助命門之本
生土以二底之陰合太陽大氣從子辰中左南
陽乃陰助而光明於表地氣濕對天之陰氣清

胡蘆巴　六十九

降升固太陽大氣浮午辰中右腎陽門降固司
光明於表裏自豐　小腸氣之痛寒疝曰胡蘆巴氣味
苦大溫無毒主治元臟虛冷之氣得附子硫黃治
腎虛冷腹脅脹滿面色青黑得蘹香子桃仁治
膀胱氣甚效
凡冷氣疝瘕皆可用　水積腹裏如白膿為患用胡
蘆巴酒浸曬乾蕎麥炒研麵各四兩小茴香一
兩為末酒糊丸梧子大每服五十丸空心溫鹽
湯水下或酒下服至兩月後便出白膿此除根

金櫻子氣味酸濇平無毒主治脾泄下痢止小便利濇精氣久服令人耐寒輕身開寶

釋名刺梨子開寶山石榴綱目山雞頭子時珍曰金櫻當作金罌謂其子形如黃罌也山石榴山雞頭皆象形也發稟木氣屈曲生藏根核中之味濇平無毒稟秋令金氣主斂陽氣收藏戌土藏中無偏也脾土中陽氣降液不固下利不止小水不禁水藏中陽氣乏精氣不固以金櫻子酸味收屈生內藏木藏之陰以濇平秋令之金氣收聚

金櫻子　七十

浮外陽氣内應戌土應中以生土水二應之陰
陽内固水氣不固下痢即止小便每止陽内應
水應中陽修氣精氣即固日至櫻子氣味酸濇
平無毒主治脾泄下痢止小便利濇精氣太陽
大氣内應戌土應中不生氣常肌表氣浸耐冷
肌體氣輕千重日久服令人耐寒輕身
檳榔氣味苦辛温濇無毒主治消穀逐水除痰澼殺
三蟲伏尸寸白别録
仁頻音賓顏師古註生林邑云仁頻即檳榔也

續曰余嶺外番禺鄰舊隨處有大如桄榔而高五
七丈正直無枝皮似青桐節似桂竹葉生木顛
大如楯頭又似芭蕉葉實〔果〕作房從葉中出旁有
刺若棘針重疊其下一房數百實如雞子狀皆
有皮殼其實春生至夏乃熟肉滿殼中色正白
苦稟夏令火味主降陽氣之稟秋令金味主收
聚陽氣內歸戊土歸中無偏濕稟春令木氣內
從木歸根核之降合陽氣從子辰中外開濕升
無偏澀並氣也陽氣升降表裏外有並氣固之

檳榔　七十一

甘偏陽氣偏所以檳榔苦辛溫澀氣味內固陽
氣蓄戊土蓄中食入之穀得陽氣蒸化之穀自
消濟水飲也陽氣內固戊土蓄中焦膜中水降
得陽逐之而內蓄留滯之痰水可除曰檳榔氣
味苦辛溫澀無毒主治消渴穀逐水除痰澼陽
氣內蓄戊土蓄中焦得陽氣溫養陰得陽制化
安陽氣內伏微之陰得陽化陰溢發過之氣化
殺寸白蟲千生曰殺三蟲伏尸寸白
時珍曰按羅大經鶴林玉露云嶺南人以檳榔

代茶禦瘴其功有四醒能使之醉蓋食
久則熏然頰赤若飲酒然蘇東坡所謂紅潮登
頰醉檳榔也二曰醉能使之醒蓋酒後嚼之則
寬氣下痰餘酲頓解朱晦庵所謂檳榔收得為
祛痰也三曰飢能使之飽四曰飽能使之飢蓋空腹
食之則充然氣盛如飽飽後食之則飲食快然
易消又且賦性疏通而不洩氣稟味嚴正而更
有餘甘有是德故有是功也朱晦庵檳榔詩云
憶昔南遊日初嘗面發紅藥囊知有用茗盌詎

能同醫疾收殊致修之錄異功三彭爲不廢靡
蝙七孔中亦與之治疾殺蟲之功而不減之代
茶之俗也
小麥氣味甘微寒無毒主治除客熱止煩渴咽燥利
小便養肝氣止漏血唾血令女人易孕別錄
釋名來時珍曰來亦作秾許氏說文云天降瑞
麥一來二縫象芒刺之形天所來也如足行來
故麥字從來從夊夊音綏足行也詩云詒我來
牟是也又云來象其實夊象其根梵書名麥

因迺歸精參曲為養陰火留之穀也鄭玄云麥實浮(孚)甲屬木許慎說文麥屬金金王而生火王而死是故心屬火屬也亦謂之土屬也麥乃火土相生之氣而來秦向中故曰心之穀也小麥味甘稟中央土氣主陽之陽陰宮之稟出陰要宮之水之陰外固陽氣內藏戊土藏中世備也家寄也陽氣寄於上上不藏於下火土相生之陽氣上於上而熱而飲而渴而咽燥以小麥甘味內陽土氣以冬令宮水之陰外固陽氣內藏戊土藏

小麥 七十三

中焦偏陽内藏而寄於上而心熱心煩心渴作
咽燥陽内藏於裏下之陰以陽利之左以於裏
陰利肝為木藏木以水生陽内藏陰以陽生而
木藏之根核以養陽内藏陰土路中之血以陽
上氣而漏於下陽内藏陽土路中之血隨陽氣
下降而從漉中葉出曰小麥氣味甘微寒無毒
主治除客熱止煩渴咽燥利小便養肝氣止漏
血唾血婦人懷胎胎稟土中陽氣浮養陰中陽
是自易見胎小麥屬火中藏其實氣常滿故也

孟詵亦云最補益隨日蒸之人易孕。

粳米氣味甘苦平無毒主治益氣止煩止渴止洩鍘

釋名秔与粳同时珍曰粳乃穀稻之總名也有

早中晚三收諸本草獨以晚稻為粳者非矣黏

者為糯不黏者為粳也思按粳者硬也此稻至

秋令金氣致堅之候即成熟曰晚粳甘稟中央

土氣而生至緩土氣苦稟夏令火氣而長至降

陽氣平稟秋令金氣而成至收聚偏上陽氣內

藏戌土藏中者偏此苦字勿作未之味苦解陽

氣内藏土乃火生土氣交益陽氣内藏不止於
上而煩渴皆解陽氣内藏土藏中水降而陽氣
上升自不下洩曰穀芽味甘苦平無毒主治
益氣止煩止渴止洩
大腹皮氣味辛微温無毒主治冷熱氣攻心腹大腹
蠱毒痰膈醋心並以薑鹽同煎入疏氣藥用之良開胃
釋名大腹檳榔圖經豬檳榔時珍曰大腹子出
嶺表滇南即檳榔中一種腹大形扁而味澀者
不似檳榔尖長味良耳所謂豬檳榔者是矣

無毒主痔蟲毒去腹縛腸石蟲以别雞心檳榔也
辛稟秋令之金味主收斂陽氣内藏戊土藏中者
偏於溼稟木藏根核之陰氣得春令木氣左旋
從子辰中外開者偏也陽氣偏上而下之氣冷
上之氣熱攻堅也心火藏也腹液也火藏之陽
氣不來復腹中腹中陰失陽化陰氣堅結於裏
者失陽氣溼養陰氣日甚而腹堅實以大腹皮
辛溼氣味收聚偏上陽氣來復火土藏中下之
氣溫而不冷上之氣清而不熱陽氣內藏溼還

大腹皮　七十五

乎陰脉以陽氣滋養堅結之陰氣化而腹可心
只大腹皮氣味辛散滋其毒主治冷熱氣攻心
腹大腹蠱毒膈心脾之間也陽氣偏上水之陰
氣每偏於上乎水受火爍之而為疾內拒心脾
之間木蔭根核之陰氣屈出於裏不能合陽氣
從子辰中左旋反逆於心脾間而錯心以大腹
皮辛滋氣味收聚偏上陽氣內蔭戌土蔭中其
偏陽內蔭木蔭根核之陰內旋合陽氣從子辰
中外開左膈上俟陰陽調齊乘時氣齊蔭

陰內藏解開子發精陽諸竅自解合以生薑之
辛溫豐之鹹味內歸陰氣再入陰氣之柔合宜
土氣陰通水氣從子辰中左行甚良曰痰膈諸
心症以薑鹽同煎入陰氣藥用之良

綠豆氣味甘寒無毒主治煮食消腫下氣壓熱解毒
生研絞汁服治丹毒煩熱風疹藥石發動熱氣奔豚
開寶
時珍曰綠以色名也舊本作菉非矣甘寒中
央土味主緩陰氣秉冬令寒水之陰斯固陰

氣內淫戌土淫中甚偏也陽氣偏於水之陰氣
隨陽氣而偏於外水滯肌肉於外而淫以綠豆甘
味內緩土中陽氣以定水之陰於固偏上陽氣
內淫戌土淫中甚偏陽內淫水之陰而隨陽氣
內淫偏上之陽乃降而淫消壓伏也至陽伏蒸
生運至陰於子辰中左開自下偏於而為毒曰
綠豆氣味甘寒無毒主治主其食消腫下氣壓
熱解毒陽氣偏於內中肺益之清氣下能固陽
氣之內伏汝於勝毒血腫傷有再毒陽甚於偏

身煩熱癰閉疾陽氣隔不蓄氣滯毛竅中外故
小瘡服金石偏熱之毒已度致陽氣鼓揚於上
戌亥土水中之陰不還子辰中左行卯由下上
奔作痛以綠豆甘寒之氣味上固偏內中之陽氣
內在戌土在中冐偏陽內在丹色外見而腫消
合不煩熱水氣滯毛竅中為癰陽內在毛竅中
水氣內逐於裏以陽置卯外不為癰金石偏熱
之性以甘寒氣味不鼓揚於上以下降內在偏
熱之性自解陽內在戌亥土水之陰以陽溫之

綠豆　七十七

拾遺穭豆音呂

豚之氣由下上奔心痛曰生研絞汁服治丹毒
煩熱風痹寒石英動熱氣奔豚

穭豆氣味甘溫無毒主治去賊風風痺婦人產後冷血炒令焦黑及熱投酒中漸漸飲之（藏器）

時珍曰穭乃自生稻名也此豆原是野生故名今人亦種之于下地矣此即黑小豆也小科細粒霜後乃收甘稟中央土味主緩土中陽氣濕稟春令木德根核中陰陽之氣合太陽大氣清子辰中左用世補殘集也藉善備并安腎固

內藏有寒於骨陽得氣隔外表之陰氣內閉以穭
豆甘溫氣味外緩陽氣藏戊土藏中其偏陽氣
以緩之內藏不為害於外陽內藏陰氣不偏於
裏之為內閉曰穭豆氣味甘涼其毒主治去賊
風風痹婦人產後血中陽虛之作冷以穭豆炒
令焦乘熱投酒中漱之飲此酒酒乃穀食釀成
能入營和血中之陰再以穭豆甘涼氣味外緩
土中陽氣內藏土中陰氣陽以陰緩陰以陽運
血之陰以陽氣涼生內運自不滯內之化冷曰

婦人產後冷血炒令煙出及熱投酒中漸々飲
之

藊豆氣味甘微溫無毒主治和中下氣別錄
釋名沿籬豆時珍曰藊本作扁莢形扁也沿籬
蔓延也甘稟中央土味主脾陽氣味濕稟出脾
受木氣根核之香氣溫時得子辰中左關甘偏
也中央土氣以緩陽內氣之氣下降戊土氣中
之陰以陽氣內和陽土之陽以陰氣外和曰藊
豆氣味甘性淡備土主治諸此業蔓延 冊

豌豆氣味甘平無毒主治消渴淡煮食之良藏器

釋名胡豆時珍曰胡豆豌豆也其苗柔弱宛宛故得豌名種出胡戎故名胡豆甘寒中央土味主緩陽氣平寒秋令金氣主收聚陽氣内藏戌土藏中其偏也渴嗜飲水也土中陽氣不足土氣游通太過土中之陰易於下泄而口多乾嗜飲飲以消去口味作淡以豌豆甘平氣味益食内緩土氣培其土氣太陰外收聚偏外陽氣内藏戌土藏中其偏以生其陰陽通内固土氣得培

豌豆　七十九

水不下洩，陰乃陽氣蒸上，升而消渴，自己口味不淡者良。白豌豆，氣味甘平，無毒，主治消渴。淡者食之良。

附方：四聖丹，治小兒痘中有疔，或紫黑而大，或黑壞而臭，或中有黑線，此證十死八九。惟牛都御史乃秘傳此方，點之最妙。用豌豆四十九粒，燒存性，頭髮灰三分，真珠十四粒，研為細末，以油胭脂同杵成膏。先以簪挑疔破，咂去惡血，以少許點之，即時變紅活色。紀事之冊

刀豆氣味甘平無毒主治溫中下氣利腸胃止呃逆
益腎補元時珍
釋名挾劍豆時珍曰以莢形命名也甘稟中央
土味主癸土氣平稟秋令庚金之氣主收聚陽氣內
藏戊土藏中無偏陽內藏肺庚金之氣清大腸之氣
通利脾土以溫胃土氣降腸胃二府之氣下降
乎氣乎逆於上而呃曰刀豆氣味甘平無毒主
治溫中下氣利腸胃止呃逆水之陰氣陽乎生
陽內藏腎水之陰以陽生水之元陽以陰助曰

刀豆　廿

益胃補元

時珍曰刀豆本草失載惟近時小書載其暖而補元頗有人病后呃逆不止聲聞隣家或令刀豆子燒存性為末白湯調服二錢即止此亦取其下氣歸元而逆自止也

蒸餅氣味甘平無毒主治消食養脾胃溫中化滯益氣和血止汗利三焦通水道時珍

時珍曰小麦麪修治食品甚多惟蒸餅其來最古是酵糟發成單麪所造丸藥所須且能治疾

東垣壽靈義本云錄隨筆臘月及寒食日蒸
至皮裂去皮懸之風乾臨時以水浸脹擂爛濾
過和脾胃利三焦氣甚易消化甘稟中央土味
平稟秋令之氣主收聚陽氣內藏戊土藏中其
偏陽內藏日食之物得陽蓋之易化陽內藏脾
土之陽得養胃土之陽得濟中土氣浸水之陰
氣和濡陰得陽益而血得浸和干汗自止三焦
氣利水道自然通調曰蒸餅氣味甘平無毒主
治消食養脾胃溫中化氣和血止汗利三焦通

蒸餅

仝十一

水道

时珍曰按愛竹談藪云宋寧宗為郡王时病淋
日夜凡三百起國醫罔措或舉孫琳治之淋用
蒸餅大蒜淡豆豉三物搗丸令以温水下三十
丸曰今日進三服病當减三之一明日亦然三
日病除已而果然賞以千緡或問其説琳曰小
兒何緣有淋只是水道不利三物皆能通利故
爾孫琳殆亦可与語矣
[學]

神麯 氣味甘辛温無毒主治化水穀宿食癥結積滯

健脾暖胃藥性論　夢吾齋隨筆

時珍曰昔人用麴多是造酒之麴後醫乃造神麴専以供藥力更勝之蓋取諸神聚會之日造之故以神名葉氏水雲錄云五月五日或六月六日或三伏日用白麪百斤青蒿自然汁三升赤小豆末杏仁泥各三升蒼耳自然汁野蓼自然汁各三升以配白虎青龍朱雀玄武勾陳螣蛇二神用汁和麪豆杏仁作餅麻葉或楮葉包罯如造醬黄法待生黄衣晒乾收之甘臭中央

神麴　八十二

土味主緩土氣辛稟秋令金味主收聚陽氣內
藏戊土藏中滋稟春令木氣生發出胅突木藏
根核之陰合太陽大氣從子辰中左角其偏土
氣以緩陽氣以秋令金氣收聚內藏戊土藏中
其偏木藏出胅突根核之陰合陽氣左行日食
水穀之陰以陽氣蒸化自其宿食內從土中水
而
陰以內還自其癥塊內結陽氣運行其積滯之
陰陰土以陽健還陽土以陰內蒸陰土之陽如
竈中足火釜中水穀蒸陽循蒸其手暖世日神

穀芽味甘性溫無毒隨治能化水穀宿食癥結積

滯健脾暖胃

穀芽氣味甘溫無毒主治快脾開胃下氣和中消食

化積 時珍

甘稟中央土味主緩土氣濕稟春令木氣主溫

生木應根核之陰合陽氣居子辰中左升無偏

土中陽氣乃緩木應之陰乃春氣濕生左開脾

土氣健胃土氣隨濕陰下降中土升降氣和諧

食之穀自化無積滯內傷曰穀芽氣味甘濕無

毒主治快脾開胃下氣和中消食化積

麥芽氣味鹹溫無毒主治消食和中別錄

鹹北方味也主歸陽氣水藏之中以生水陰滋

禀春令木氣化生木藏根核之陰合陽氣滋子

辰中左用其偏陽氣内藏戊土衝水藏中生土

水二藏之陰水穀得陽氣蒸化其食自消中土

之陰得陽内生其氣自和曰麥芽氣味鹹温無毒

主治消食和中

附方產後回乳產婦無子食乳乳不消令人發

婁密宗圓炎毒燕燒隔炒爲末每服五錢白湯下甚良乃氣自回

飴糖氣味甘大溫無毒主治補虛乏止渴去血別錄

釋名餳時珍曰按劉熙釋名云餳之清者曰飴形怡怡然也甘稟中央土味主緩土氣大溫稟春令木氣主溫生木稟根核之陰合陽氣浮子辰中左用本表裏備也中土氣虛以飴餳甘溫氣味緩平土氣溫生土之陰液中氣乃緩乃溫則不虛矣曰飴餳氣味甘大溫無毒主治補虛

乏中土氣虛則液少而口渴以飴餹之甘味復其土氣溫生其陰口中生液而渴已中土氣溫而絡中之血得陽氣運行而不逆曰止渴去血

時珍曰集異記云刑曹進河朔健將也為飛矢中目拔矢而鏃留于中鉗之不動痛困臥忽夢胡僧令以米汁注之必愈廣詢于人莫悟其一日一僧丐食肖所夢者叩之僧云但以寒食餳點之如法用之清涼頓減酸楚至夜瘡痒用力一鉗而出旬日而瘥

紀事之冊

果 醋氣味酸苦溫無毒主治消癰腫散水氣殺邪毒

別錄

釋名酢醯苦酒弘景曰醋酒為用無所入愈

久愈良亦謂之醯似有苦味俗呼苦酒時珍曰

劉熙釋名云醋措也能措置食毒也古方多用

酢字也酸禀木性屈然之陽氣生根核之陰乎

氣化酸苦禀夏令火味主降陽氣溫禀春令木

氣主溫汁乎陰合太陽大氣清子辰中左開外

溫本表無偏也癰壅也腫水氣壅於內中水之

米醋

八十五

陰蘊於內不而生癧腫以酸之味收聚陽氣
內蓄戊土蓄中以苦味降下陽氣以泄性內之逆
木蓄根核之陰合陽氣將子子辰中左用中蘊
滯之陰乃內蓄陽氣塞則下腫自消表之水氣
乃陽氣布外而正之陰乃陽克之偏甚之陰自
解曰米醋氣味酸苦泄無毒主治消癧腫散水氣
殺邪毒
產婦血暈陽氣上冒頭暈以醋炒炭置鼻前之
下筆即解

竹生紀事之冊

附方協炎瘍傷腫猪淋洗并以猪泥塗之甚
妙亦無瘢痕也

五靈脂氣味甘溫無毒主治心腹冷氣小兒五疳辟
疫治腸風通利氣脈女子血崩（閉）開寶 鳥名寒號蟲屎名五靈脂
釋名鶡鴠獨舂屎名五靈脂時珍曰楊氏丹鉛
錄謂寒號蟲即鶡鴠今從之鶡鴠詩作盍旦禮
作曷旦郭璞云鶡鴠夜鳴求旦之鳥夏月毛盛
冬月裸體晝夜號叫故曰寒號曰鶡鴠古刑名
城旦舂謂晝夜舂米也故名城旦獨舂之名[illegible]

五靈脂　八十六

屎名五靈脂其形狀如糞脂土性濕能通土性之靈也曷旦乃候時之鳥也五臺諸山甚多其狀如小雞四足有肉翅夏月毛采五色自鳴若曰鳳凰不如我至冬毛落如鳥雛忍寒而號曰得過且過甘稟中央土味主緩土氣溫稟春令木氣主溫生木蘊根核之陰合太陽大氣從子辰中左開異備也心火蘊於身形之土蘊於腹復也火蘊之陽氣不來復土蘊之中而土蘊之氣作冷以五靈脂甘溫之藥香緩土蘊開陰陽

氣乖復土藏氣撓紊陰曰置五靈脂氣味甘溫
毒主治心腹冷氣五指土藏也府病也小兒土
藏不澀而病肌肉不充面色黃瘦以五靈脂甘
澀氣味內緩土氣陽氣乖復土藏之陰得陽氣生之
肌肉氣充面色得榮而不黃瘦曰小兒五府辟
避也瘦不正之氣也以五靈脂甘溫氣味內緩
土氣內蓄木藏根核之陰陽氣乖復土藏中木
藏之毒氣合太陽大氣從子辰左開不正之氣
隨去曰辟瘦腸暢也風陽氣也陽氣偏附腸府

五靈脂　八十七

中陰氣不能通暢於裏，氣脈之陰不利於表，以五靈脂甘温，氣味和陽，氣内應戊土，應中陽内應土，應氣滑肺，益氣降腸府，氣通於表之氣脈之陰自合陽，氣利於表而血無不閉塞於裏，日治腸風，通利氣脈，女子血閉。

鯪鯉甲　氣味鹹微寒，有毒。主治五邪，驚啼悲傷，燒灰酒服方寸匕。別錄　療蟻瘻瘡癩及諸疰疾。弘景　除痰瘧寒熱風痹，強直疼痛，通經脈，下乳汁，消癰腫，排膿血，通竅殺蟲。時珍

竹生紀事之册

釋名郭璞龍鯉穿山甲陶隱居云石鯪魚時珍曰
其形肖鯉穴陵而居故曰鯪鯉而俗稱為穿山
甲郭璞賦謂之龍鯉臨海記云尾刺如三角菱
故謂石鯪弘景曰形似鼉而短小又似鯉而有
四足黑色能陸能水日中出岸張開鱗甲如死狀
誘蟻入甲即閉而入水中開甲蟻皆浮出因接
而食之甲方中用或炮或燒或酥炙鹹北方水
味主斂陰氣藏水藏中隱守稟幽隱安守水之
陰外固陽氣內藏戊土藏中有毒謂其氣味偏

鯪鯉甲

八十

於攻竄也五土表也邪偏也驚諕午火之陽失
子水之陰滔之而驚啼悲非心為怨心火蘊也
傷損也陽氣偏上不内蘊戊土蘊中生水之陰
上滔午火之陽而驚啼肺金之陰氣失滔而肺
志身怨陽氣偏上不蘊戊土蘊中子陰内損以
皴經甲燥灰泛服方寸匕以鹹味斂陽氣水蘊
中宮水之陰所固偏上陽氣内蘊戊土蘊中泛
和水氣固陽内蘊肺金之陰水之陰宣得陽蓋
運上滔陽降子驚啼身已驚肉蘊肺金用陰滔

陽生亦兩季寄生發憊陰悲土陸之陰而陽氣淫
生不損曰陵鯉甲氣味鹹微寒有毒主治五邪
驚啼悲傷燒灰酒服方寸匕 別錄 此物食蟻療瘻瘡 故治蟻瘻
癲瘧病皆是營血之陰及水之陰不能外達毛
竅而為瘡癩以陵鯉甲鹹寒氣味外固陽氣內
達土水陸中陽內固土氣而淫營血之陰及水
之陰通乎毛竅瘡癩所已曰療蟻瘻瘡癩及諸
疰疾影山瘧陵虐也疾滯少陽經道裏陰失陽溫
則寒表陽失陰清則熱以陵鯉甲鹹寒氣味固

陽痿裏疾曰陽氣通之所吐少陽根(痓)氣利自下
陵虐而為瘧裏陰曰濕不空之表陽曰清不熱曰
除疾痺寒熱風陽氣也傳閉也陽氣偏所裏陰
閉塞不通而筋失濕不柔而強直疼痛以緩經
甲鹹守之氣味固陽內痿而裏之閉用筋曰陽氣
濕養而柔潤不強直陰曰陽通不疼痛曰風痺
強直疼痛胃土經脈之陰曰陽通之穀之氣液
自然乳汁曰通經脈下乳汁水氣壅塞而為癰
腫壅甚其液然釀成膿曰釀膿再潰而腐潰

更其蟲蒸陽氣強暴鯪鯉從蟲鯪經甲善攻乎乎陵
鹹寒之氣味固陽氣內庇土水庇中陽內庇壅滯
之陰以陽氣兩通膿血自出乎寢伸開血以陽
氣制之而安曰消癰腫排膿血通竅殺蟲痔諸
曰穿山甲王不留行婦人食了乳長流亦言乎乎
迅速也

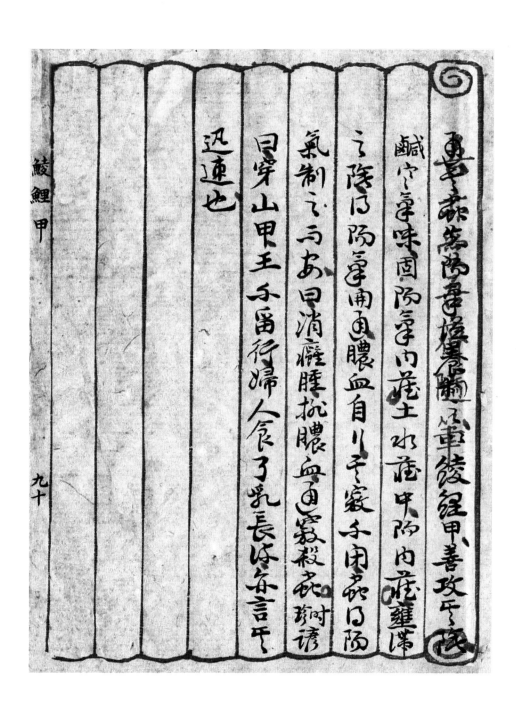

竹生紀事之冊

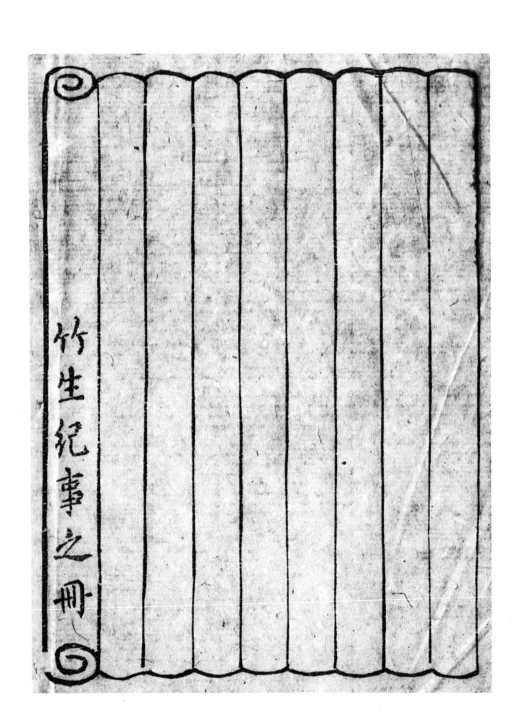